Cuando se habla de adelgazar, hay un consejo que te habrán repetido continuamente: necesitas conseguir un déficit calórico. Se trata de comer menos de lo que gastas, este consejo suena como la fórmula exacta para adelgazar, como si perder peso tuviese un patrón fijo, seguro y sencillo que funcionara por igual a todas las personas.

Estos consejos desgraciadamente no valdrán para todo el mundo, y más en el contexto de alguien que se encuentra en el punto de máxima desinformación, y si no, que se lo digan a todas aquellas personas que no comen casi nada y no consiguen perder peso. ¿Crees realmente que si fuese tan fácil habría tanta gente con problemas de peso y obesidad en este mundo? Para obtener la respuesta solo hay que echar la vista a las piscinas y playas en verano, o si eres fan de los spas, como yo, vivirás esto más de cerca durante todas las épocas del año.

Cuando se trata de perder grasa, no debemos tener solo la perspectiva de limitar la ingesta de alimentos. Dejar de comer o comer menos no tiene porqué llevarnos a adelgazar. Hay temas que son controvertidos por naturaleza, temas como la política o la religión, pero el tema de la nutrición, además de ser controversial está lleno de desinformación, la gente acaba muy confusa porque todos los estudios y "expertos" se acaban contradiciendo.

A la hora de adelgazar, unos te dirán que hay que contar calorías y otros que no, mientras que unos te dirán que el problema es la grasa y otros te dirán que el carbohidrato, unos defenderán el veganismo y otros el comer carne y pescado, unos te dirán que el remedio es el deporte y otros que los medicamentos y suplementos... No me extraña que haya tanta confusión si cada "experto" dice algo distinto.

Que no te engañe nadie, adelgazar y perder grasa no es fácil, por eso en este libro no te voy a hablar de lo fácil que resulta, sino de que es posible. Este libro está escrito para ayudarte y clarificarte todo tu proceso de adelgazamiento. Sé que estás harto de escuchar que debes comer menos de lo que gastas para perder grasa, sé que lo intentaste muchas veces y no lo conseguiste, pero tranquilo, este libro te ayudará a hacer tu etapa de adelgazamiento sin quedarte en el intento, y si eres delgado, tranquilo, este libro también es para ti, te ayudaré a hacer una fase de adelgazamiento evitando que parezcas un saco de huesos con abdominales, como fue en mi caso durante muchos años.

Dicen que un experto es una persona que acumula más errores que los demás en un área concreta de conocimiento, yo cometí unos cuantos y te los mostraré en este libro, también te enseñaré a evitarlos y a ahorrarte años.

Este libro lo escribí para todas aquellas personas sin problemas de salud, para todas las personas que quieren maximizar su fase de adelgazamiento y conseguir ese cambio físico, mental, plenitud de salud y energía radiante. Si tienes alguna patología o problema de salud y quieres leer este libro, por supuesto que encontrarás muy buenos consejos para ti, pero te recomiendo que acudas a un profesional que te garantice y ofrezca una atención individualizada y adaptada a tu caso concreto.

NOTA: La información presentada en este libro es de carácter divulgativo y no debe ser tomada como sustitución de prescripción, diagnóstico o tratamiento médico. El autor no se hace responsable de los perjuicios ocasionados por la omisión de esta advertencia.

En este libro te facilitaré todas las herramientas que necesitas para perder grasa y conseguir el mejor punto físico y de salud que hayas conseguido jamás, en este libro te daré todo lo que hay detrás de ese simple y barato consejo que escuchaste un millón de veces sobre el déficit calórico. Me he encargado de unir en este maravilloso libro toda la información que necesitas, sintetizada y clarificada, sin términos ni tecnicismos raros, todo claro y mascado, tú viniste a mi restaurante a comerte un buen menú, yo me encargué de preparar los mejores platos que comerás nunca, y ahora te toca a ti disfrutarlo y saborearlo, léelo, estúdialo, analízalo, subráyalo, reléelo y toma apuntes.

La mayoría de las veces para bajar de peso nos hablan de reducir el consumo de calorías. Este libro fue escrito para evitar justamente eso. Este libro fue escrito con la misma idea que sigue la medicina funcional, una rama de la medicina que se cuestiona el origen de las enfermedades. Halla la raíz del problema, no te receta un medicamento y te da las buenas tardes para que pase el siguiente paciente. Encuentra las soluciones atacando al problema.

En el libro haré referencia continuamente a *adelgazar* y no a *perder peso.* Enseñarte cómo perder peso no es la idea de este libro, perder peso conlleva bajar de peso a costa de lo que sea, agua, glucógeno, masa muscular o grasa, en cambio, adelgazar significa perder grasa, eso es lo que quiero enseñarte en este libro, a cómo maximizar tu adelgazamiento manteniendo toda la masa muscular posible e incluso generándola.

Empecemos.

EL CÓDIGO DEL METABOLISMO

ÍNDICE

1. ¿Deberías realmente adelgazar?

El primer capítulo de este libro lo utilizaré, cómo no, para aclarar en primer lugar quién debería y quién puede hacer una fase de pérdida de grasa, porque querido amigo, no todo el mundo debería, ¿deberías tú? Veámoslo, empecemos por orden.

Personas con sobrepeso

Para estas personas hacer una fase de pérdida de grasa no debería ser una opción, sino una obligación. Altos porcentajes de grasa acarrean graves problemas de salud, graves problemas metabólicos, hormonales, problemas de autoestima, problemas psicológicos, problemas de relación, falta de energía, estrés, etc.
Sé que ya conoces de sobra eso que dicen de que nuestra salud es lo más importante que tenemos en esta vida, de hecho todo el mundo lo dice, pero no todo el mundo actúa con razón en base a ello. La obesidad y el sobrepeso son, entre otros, problemas que han surgido en los últimos 50 años, problemas que antes no existían, y siento decirte que si tú no haces por intentar remediarlo, nadie lo hará por ti, y más cuando ahí fuera hay gente a la que le interesa que existan personas con este tipo de problemas.
"Cambia tu manera de pensar, cambia tu manera de actuar, y cambiarán tus resultados"

Cuando nos hablan de obesidad o sobrepeso, siempre lo asociamos a personas que comen demasiado y muy mal, y cierto es que en la mayoría de los casos es así, pero no siempre. He entrenado a muchas chicas y chicos con sobrepeso, y recuerdo muchos casos donde se ingerían menos de 1000 calorías diarias, se comía muy poquito, había altibajos en la dieta, atracones los fines de semana y toda una serie de procesos que en definitiva van ralentizando y dañando nuestro metabolismo, y que nos llevan a obtener como resultado el sobrepeso.

Normalmente, en las personas que tienen sobrepeso el problema principal erradica en la desinformación, gente que no es consciente de toda la cantidad de comida y calorías que ingiere, ni de las veces que pica entre horas, ni de la calidad de su alimentación, ni de los alimentos ultraprocesados y azucarados que componen su dieta, y en general, de la poca calidad de todos los hábitos que les llevan a este resultado.

También tenemos a aquellas personas con sobrepeso que lo sufren porque recurren de manera habitual a la comida en momentos en los que pasan por problemas sociales, económicos, laborales, emocionales, etc. Esto a mí también me pasaba de manera totalmente inconsciente, y es que recurría a la comida por aburrimiento o por no tener que pensar en un momento o acción de mi vida que me resultaba incómodo. Afortunadamente, mi metabolismo siempre ha sido flexible (o rápido como dirían muchos) y esas conductas no derivaron en sobrepeso.

Nunca fue algo preocupante, momentos donde mi mente era vencida por el impulso de atracar la nevera. Ahora, imagínate a una sociedad y un mundo donde reine la infelicidad, la inconsciencia, el estrés, el inconformismo, la desinformación y la comida procesada y azucarada, ¿cuál crees que sería el resultado de este combo mortal?

Nuestra mente está diseñada para buscar constantemente la satisfacción, y todos nuestros hábitos y todo nuestro yo dan como resultado a una cultura, esa cultura es todo lo que hemos programado en nuestra mente. Lo tenemos todo tan arraigado que actuamos sin conciencia, vamos con el piloto automático, en modo crucero, tanto que, sin darnos cuenta, en unos meses o años, nos hemos plantado con sobrepeso y no sabemos cómo salir de ahí.

Iván Petrovich Pavlov (el padre del conductismo), quien ganó el premio Nobel en 1904, trabajaba con sus perros y otros colaboradores en el estudio que más tarde le daría la fama. Trataba de entender cuándo y por qué esos perros salivaban. Notó que lo hacían cuando veían comida. Luego empezó a tocar una campana antes de alimentarlos. Con el paso del tiempo los perros entendían que después de que esta sonara, comerían, así que comenzaban a salivar. Días más tarde, tan solo con la campanada, y sin la presencia del alimento, los perros salivaban. El médico había provocado lo que se conoce como un reflejo condicionado. Si sonaba la campana, brotaba la saliva del hocico de los perros. ¿Qué tiene que ver Pavlov con nuestro tema? El ruso se dio cuenta de que si se repite el mismo estímulo durante 21 días se podría crear un reflejo condicionado. Nosotros mismos hemos provocado decenas de ellos. ¿El cigarro al levantarse? ¿El café con el trozo de tarta justo después del almuerzo? ¿Te suena?

Así que te propongo, para no llegar a ese punto nunca, o empezar a salir de él, comenzar a ser consciente y con-ciencia (léelo otra vez que tiende doble sentido). Consciente en todo momento de todo aquello que esté involucrado con tu alimentación: qué comes, qué dejas de comer, con qué fin haces las cosas, atender a si realmente tienes hambre, apetito, o es que estás aburrido. Intenta siempre comer atendiendo al plato, olvídate de la tele, olvídate del móvil o de cualquier cosa que te distraiga, ya que volverías a lo mismo, al mundo inconsciente, disfruta de uno de los mayores placeres de la vida atendiendo a ello.

¿Imaginas a alguien con su pareja, disfrutando del otro de los grandes placeres de la vida atendiendo al móvil, a la tele o pensando en otra cosa? Se te hace raro que pueda pasar esto, ¿no? Pues con la comida debería pasar lo mismo. Este libro es para ti.

Flaco-gordos *(SkinnyFat)*

Los flaco-gordos son aquellas personas que son muy delgadas, pero que tienden a tener ciertas partes del cuerpo con algo de grasa acumulada (generalmente en la zona abdominal) y de una manera un poco exagerada. Cuando estas personas están con la camiseta puesta parecen delgadas, pero sin ella, la historia cambia. Si este es tu caso, podrías tomar varios caminos:
- Fase de volumen
- Fase de pérdida de grasa
- Fase de recomposición corporal

En la mayoría de los casos, estas personas optan por empezar una fase de adelgazamiento, pero cuidado. Personalmente, cuando he tenido clientes en estos puntos, lo que mejor me ha funcionado es hacer una fase de recomposición corporal (más adelante profundizaremos en cómo hacer una fase de recomposición corporal) pero básicamente es una fase en la que perdemos grasa y ganamos masa muscular de manera simultánea. Iniciar una fase de volumen en estos casos no resulta óptimo, siempre me gusta iniciar la planificación de una fase de volumen desde porcentajes de grasa que ronden el 10-12 % en chicos y un 16-18 % en chicas.

Hacer una fase de adelgazamiento me parece la peor opción, ya que suelen ser sujetos muy delgados y hay poco que adelgazar. Una recomposición corporal donde perderemos grasa, ganemos masa muscular y mejoremos nuestro aspecto físico será idónea para cortar el adelgazamiento en cuanto lleguemos a los porcentajes mencionados e iniciar una fase de ganancia de masa muscular prolongada en el tiempo. En este libro encontrarás grandes consejos si este es tu caso.

Gente que se ha pasado en el volumen

En muchos casos puede suceder, y de hecho sucede bastante, que programemos una fase de ganancia de masa muscular y estando en la mitad del proceso nos hayamos pasado con el porcentaje de grasa. Por normal general, se considera que superar en más del 15 % la grasa corporal para chicos y en 20 % para chicas empiezan a ser puntos donde dejamos de maximizar las ganancias de masa muscular, ya que una vez superados estos puntos, la grasa le empieza a ganar la partida a la masa muscular. Dicho de otro modo, cuando vayamos subiendo de peso, será mucho más de grasa que de masa muscular (aunque tú creas que sea masa muscular y estés petando las camisetas).

Esto siempre será difícil de medir, ya que en ciertas partes del cuerpo, nuestros pliegues corporales suelen ser más bajos o altos dependiendo de nuestra genética, esto pasa básicamente porque en esas zonas donde tenemos más grasa obstinada (grasa que cuesta perder) tenemos más receptores de grasa.
Normalmente, la gente suele guiarse por cómo se ve únicamente en la zona del abdomen, y esto es una forma de hacer las cosas muy aleatoria, pues si solo te guías por cómo te ves en el torso estarás estimando a la baja o a la alza, pero nunca siendo preciso. Lo mejor será que utilices herramientas de medición como el DEXA, las cintas métricas, plicómetros y fotos, por supuesto.

En estos casos donde nos hemos pasado con el volumen se suele hacer lo que ha pasado a denominarse como "mini cut", que no es más que un pequeño parón de 4 a 8 semanas en el que el objetivo será bajar nuestro porcentaje de grasa, vernos un poco mejor, dar un descanso a la dieta y al cuerpo para volver a poner en marcha nuestro metabolismo de nuevo y más adelante continuar con la fase de volumen. Encontrarás muy buenos consejos también.

Gente con suficiente nivel de masa muscular

Recibo muchísimos mensajes a diario en mis redes sociales donde chicos con un IMC (índice de masa corporal) muy bajo, chicos delgados, muy flacos, gente que lleva entrenando escasos meses y en muchos casos, que ni siquiera han empezado a tocar una mancuerna, me piden consejos acerca de cómo adelgazar. Esto es un error gravísimo, debe quedarte muy claro que una fase de definición se hace para mostrar aquella masa muscular que has ganado en un volumen previo, prolongado en el tiempo, y prolongado en el tiempo no son dos meses, ni un año, si no, no tienes nada que mostrar ni nada que definir.

Te tiene que quedar claro que hacer una fase de pérdida de grasa es una fase en la que vas hacia atrás, donde no hay progreso, donde generar masa muscular en una fase de adelgazamiento es muy difícil, y si con un proceso de volumen natural de escasos meses apenas has avanzado y encima te propones retroceder en un una fase de adelgazamiento y entrar en esa dinámica continua toda tu carrera, lo que vas a conseguir es ser un flaco con abdominales toda la vida. Yo pequé de este gran error durante mucho tiempo, el hecho de querer enseñar los abdominales de flaco y enseñar mis huesos me hizo estar muchos años sin progresar, siempre pesando por debajo de mi altura, y perdiendo el norte sobre mi máximo potencial.

No cometas el error que yo cometí, no frenes tu potencial, entiende que debes estar más tiempo en una fase de volumen que en una fase de adelgazamiento si quieres avanzar y conseguir la mejor versión de ti mismo, te estoy ahorrando todo este tiempo que yo perdí, años, sé que quieres estar definido y enseñar los abdominales, pero mejor enseñarlos con un gran pectoral y unas buenas piernas.

Así que, si eres una persona que ni siquiera ha llegado a pesar 5 kg por encima de su estatura y con un porcentaje de grasa óptimo (10-15 % en chicos) (16-20 % en chicas), te animo a que antes de definir para mostrar tus huesos, ganes masa muscular, y si necesitas dos o tres años para ganar músculo sin definir, hazlo, y por favor deja de fijarte y compararte con quien no debes, tu objetivo debe ser antes de adelgazar, ganar masa muscular. Este libro es para tu "yo" con músculo, te agradecerá que aprendas ahora a hacer una buena fase de adelgazamiento el día de mañana.

Si por el contrario, eres alguien que lleva entrenando años, con un buen nivel de masa muscular, un IMC superior a 25, y estás pesando al menos 5 kg por encima de tu altura con un porcentaje de grasa entre el 10-15 %, y te propusiste adelgazar por algún objetivo, entonces este es tu libro, bienvenido.

Mujeres

Y por supuesto también es para vosotras. En el libro hablaré en masculino principalmente porque mi público mayoritariamente es masculino, pero todos los consejos que expondré también son para ti.

Tendrás que atender a que el cuerpo de una mujer es más complejo que el de un hombre por su sistema hormonal. Por norma general, el hombre tenderá a bajar de peso con mayor facilidad que la mujer. Esto se debe en parte principalmente a que el hombre tiene más masa muscular, y la masa muscular consume más energía, por lo que esto le facilitará las cosas.

También hay que tener en cuenta el factor de que el hombre produce testosterona, que es una hormona creadora de masa muscular y muy buena quemando grasa, en cambio, la mujer produce estrógeno, que es una hormona que acumula grasa. Con esto no quiero decir ni mucho menos que una mujer no pueda adelgazar, ni conseguir un cuerpo bonito, tengo muchas amigas, clientas y conocidas con cuerpos brutales, solo me gustaría que tuvieses esto en cuenta, ya que en ciertos momentos podrías tener algo más de dificultad que un hombre para perder grasa (o no).

En varias ocasiones he entrenado a parejas que convivían juntas y algunas chicas se desmotivaban porque lanzaban el foco del progreso sobre lo que hacía su pareja creyendo que el de él era mayor y más rápido que el de ella, cada uno progresa a una velocidad, y con la única persona con la que te tienes que comparar es con tu yo del pasado, si tú eres mejor que ayer o avanzaste frente a tu yo del pasado, es lo único que te tiene que importar, ser y conseguir la mejor versión de ti.

2. La flexibilidad metabólica

«La flexibilidad es la clave de la estabilidad» - John Wooden

Nos encontramos en unos tiempos donde cada vez abundan más tipos de dietas (dieta paleolítica, dieta cetogénica, dieta mediterránea, dieta vegana, dieta atkins…), la lista es infinita. Todas estas dietas nacen con un objetivo: ganar masa muscular, perder grasa, entrar en el bañador, aumentar tus niveles de energía, rendir plenamente en tu día a día, etc. El problema de las dietas modernas y popularizadas de hoy en día, es que muchas de ellas tienen efectos y resultados a corto plazo, consiguiendo una satisfacción en la persona y aumentando la probabilidad de que se enganche mentalmente a esa dieta, haciéndosele muy difícil en muchos casos salir de ella.

Cuando se habla de metabolismo, a la mayoría de las personas se les vienen a la cabeza los términos metabolismo rápido y metabolismo lento. Al metabolismo lento se le ha dado un significado equivocado, se usa para describir la situación de cualquier persona con facilidad para engordar o algo de dificultad para perder peso, aunque esta persona no sepa explicar qué es realmente el metabolismo. Para la mayoría de las personas, metabolismo lento quiere decir "como poco y engordo" sin saber qué es poco y la calidad de lo que come.

El doctor Frank Suárez describe el metabolismo en su libro *El poder del metabolismo* como: la suma de todos los movimientos, acciones y cambios que ocurren en el cuerpo para convertir los alimentos y nutrientes en energía para sobrevivir (digestión, absorción, respiración, sistema inmune, circulación, pensar…), el movimiento siempre conlleva el uso de energía. Entonces, cuando decimos que nuestro metabolismo es lento, realmente lo que estamos diciendo es que el movimiento y los procesos que pasan en nuestro cuerpo son lentos, o que no son óptimos, esto nos puede llevar a mala circulación, infecciones, estreñimiento, mala digestión y sobrepeso.

Tu cuerpo puede procesar cuatro tipos de combustible: proteína, carbohidrato, grasa y alcohol.

Después de comer, el cuerpo debe tomar una decisión con cada uno de los macronutrientes ingeridos: usarlo como combustible o almacenarlo. De manera simplificada podríamos decir que:

- No puedes almacenar alcohol: debe quemarse inmediatamente. Esto inhibe el uso de otros sustratos, interfiriendo con la quema de grasa, sin contar con el esfuerzo que requiere del hígado.
- La proteína ingerida tiene principalmente un objetivo estructural (construir músculo, hormonas, neurotransmisores, etc.). La proteína restante no puede almacenarse directamente, debe antes convertirse en glucosa a través de un proceso denominado gluconeogénesis (proceso mediante el cual el cuerpo transforma la proteína en glucosa).
- El carbohidrato (CH) se convierte en glucosa, un combustible fácilmente usable por cualquier célula y fácilmente almacenable en forma de glucógeno (muscular o hepático). Si se exceden las reservas, la glucosa puede ser también almacenada como grasa.
- La grasa de la dieta puede usarse como energía para tareas estructurales (membranas celulares, hormonas...) o almacenarse directamente como grasa subcutánea o intramuscular.

Imagina que la comida tenía 2000 calorías y almacenaste finalmente 1000. Ahora entran en juego cuántas de esas calorías se almacenaron como músculo (proteína o glucógeno muscular) y cuántas como grasa. Esto depende en parte de lo que hemos comido, pero también de nuestra flexibilidad metabólica. Tras este trabajo de quema y almacenaje, el cuerpo pasa a la siguiente fase. El cuerpo ya no tiene energía procedente de la comida y empieza a usar las reservas. Esta fase se extenderá hasta la siguiente comida.

Como ves, el metabolismo juega un papel importantísimo en nuestro cuerpo, y es crucial a la hora de hacer una fase de pérdida de grasa.

El metabolismo, por suerte, es algo que se puede entrenar. Siempre expongo el ejemplo de si algún día alguien quiere levantar 200 kg en sentadilla sabiendo que su máximo son 100 kg. Nadie en su sano juicio se pone debajo de una barra con 200 kg porque sabe que es peligroso, que se puede lesionar, pues esto es lo que puede pasar cuando hacemos una fase de pérdida de grasa con nuestro metabolismo, lo exponemos a un estrés al que muchas veces no nos hemos preparado. Hay quien consigue hacer esa fase de adelgazamiento-levantamiento con éxito, pero hay quien sale con secuelas, lesionado a medio-largo plazo metabólicamente hablando. Siempre se ha dicho que hay metabolismos buenos y malos, pero lo cierto es que tenemos metabolismos flexibles e inflexibles o tenemos metabolismos optimizados y ralentizados. El primer objetivo que debes buscar en una dieta es la flexibilidad metabólica, si una dieta no nos ofrece flexibilidad metabólica, nos dará los efectos y los resultados que queremos a corto plazo, pero sin darte cuenta al principio, te estarás perjudicando para el medio-largo plazo, pan para hoy y hambre mañana, es decir, estar delgado hoy para estar gordo mañana.

Metabolismo flexible u optimizado

La flexibilidad metabólica es la capacidad que tiene el organismo de utilizar como fuente energética principalmente los CH (carbohidratos), las grasas y las proteínas colateralmente en la gluconeogénesis (proceso en el que tu cuerpo, a falta de glucosa, la sustrae de la proteína), pero principalmente CH y grasas.

Una persona con buena flexibilidad metabólica realizará un consumo elevado de CH (arroz, pasta, patata e incluso bollería), y ante la elevación de la glucosa en sangre, el organismo sabrá reducir rápidamente esa glucosa para normalizarla mediante la oxidación. Si consume una alta cantidad de grasa en una comida, el organismo utilizará rápido esa grasa como forma de energía, es decir, el cuerpo, al ser flexible metabólicamente, sabe buscar ese equilibrio, esa homeostasis (proceso de equilibrio interno del organismo) continuamente.

Las personas con un metabolismo flexible funcionan con un metabolismo aeróbico durante todo el día, esto quiere decir que durante el transcurso del día están continuamente utilizando la grasa como fuente de energía, excepto cuando entra la comida en sangre, incluso mientras duerme, siendo esta fase la que más grasa consume. Esto permite conservar el glucógeno para utilizarlo en rendir mejor en los entrenamientos, ganar más masa muscular y facilitar la pérdida de grasa, por lo que alguien con flexibilidad metabólica tiene predisposición a mejores prestaciones y tendencia a no acumular grasa. En horas de ayuno preserva el glucógeno y usa como energía la grasa sin sufrir hipoglucemias (bajadas de azúcar) ni sentir hambre a las pocas horas, entra fácilmente en cetosis (situación metabólica con déficit de CH, para catabolizar las grasas y usarla como fuente de energía) y minimiza la pérdida de masa muscular, incluso después de varios días sin comer. Al entrenar utiliza un elevado porcentaje de grasa a todos los niveles de intensidad, esto le permite ahorrar glucógeno y mejorar su rendimiento.

Una buena flexibilidad metabólica o alguien con un metabolismo flexible, es alguien con un metabolismo con capacidad de tolerar excesos en la dieta sin pasarle tanta factura, es tener la capacidad de comer muchos CH y disiparlos en calor en vez de almacenarlos y transformarlos en grasa. Cuando las personas con flexibilidad metabólica se exceden con la grasa, su cuerpo aumentará el metabolismo de las grasas (tras una comida alta en grasa aumenta su uso como fuente de energía, conservando glucógeno y minimizando la grasa almacenada).

El claro ejemplo de alguien con un metabolismo flexible es la persona delgada que come de todo o que come mucha cantidad de alimentos y no acumula grasa. Este tipo de personas son un claro ejemplo de individuos con flexibilidad metabólica, tienen el metabolismo como el motor de un Ferrari, todo lo que entra se quema rápido.

Esto suele suceder por razones genéticas, pero también se ha demostrado que estas personas que genéticamente son más delgadas, se mueven mucho más que alguien con inflexibilidad metabólica, y son muy activas (suben más por las escaleras, se levantan más por casa, mueven más los brazos, gesticulan mucho, son más enérgicas...). Será difícil, por no decir imposible, ver a alguien que sea un "culo inquieto" con sobrepeso o con dificultades para adelgazar, por lo que aquí tienes el primer gran paso para empezar a transformar tu metabolismo, muévete más (sube por las escaleras, ve a comprar andando, bájate una parada antes en el transporte público, si vas a hacer una llamada que sea en movimiento...), al final la suma de todos estos pequeños detalles marcarán tus resultados, la ley de Pareto lo dice, el 20 % de tus acciones determinarán el 80 % de tus resultados.

«El hábito lo coges antes de tener el resultado, no es cuando tenga el resultado cogeré el hábito» - Sergio Fernández

Metabolismo inflexible o ralentizado

La inflexibilidad metabólica es un entorno que no favorece la ganancia de masa muscular ni la pérdida de grasa, en personas con un metabolismo flexible, como hemos mencionado antes, la quema y la utilización de grasa como fuente de energía es alta durante todo el día. Por otro lado, en personas con metabolismo inflexible esto no pasa, y su quema de grasa durante el día es mucho menor, ya que la principal fuente de energía que utilizan estas personas es la glucosa y no la grasa, por lo que se aumentan los antojos y las ganas de comer dulce.

Al final, nuestro cuerpo es una máquina homeostática, es decir, es una máquina de regulación perfecta. Cuando están los depósitos de glucógeno vacíos, te va a pedir CH, siempre te pedirá aquello que le falte.

Cuando la gente con un metabolismo inflexible va a entrenar, dispara rápidamente el consumo de glucógeno incluso a intensidades relativamente bajas, la fatiga aparece antes y pueden aparecer durante los entrenamientos bajadas de azúcar a los 20-30 minutos y sensaciones de mareo y debilidad. Las personas con poca flexibilidad metabólica se fatigan fácilmente, impidiendo generar un gasto energético elevado, están más cansados durante el día, con retención de líquidos, con la libido baja (deseo de placer), con mayores niveles de ansiedad y estrés, con problemas de concentración, y suelen tener más dificultades para adelgazar. Cuando tu metabolismo es flexible tu entorno será anabólico, por el contrario, si es inflexible, será catabólico (pérdida de masa muscular). Esto es debido a que se necesita continuamente glucosa, ya que la vaciamos insistentemente y el cuerpo para obtener esa glucosa que vaciamos recurre a la gluconeogénesis (el cuerpo obtiene la glucosa transformándola de los aminoácidos, de la masa muscular).

En los últimos 50 años han surgido consecuencias por los hábitos que hemos ido adquiriendo con la alimentación y formas de vida primermundistas que nos han llevado a:

- Población con déficit de masa muscular y fuerza.

- Resistencia a la insulina y diabetes tipo II.

- Colesterol.

- Problemas gastrointestinales.

- Obesidad, sobrepeso.

- Cáncer, etc.

El consumo de harinas refinadas, el sedentarismo, los malos hábitos, la calidad de nuestros alimentos, nuestro currículo en el pasado con la alimentación, la falta de hidratación, el estrés y las prisas, son algunas de las cosas que generan inflexibilidad metabólica.
Se habla de que la inflexibilidad metabólica es hereditaria. Estoy de acuerdo en cierta parte. Por supuesto que nuestra genética juega un papel importante, pero este factor hereditario no tiene nada que ver con nuestros genes o cromosomas, más bien está relacionado con la epigenética, que es aquello que hacemos con nuestra genética. Los malos hábitos y la inflexibilidad metabólica se heredan de padres a hijos. Una familia con malos hábitos cría hijos con malos hábitos.

(Hago un pequeño paréntesis para explicarte aquí una cosa muy importante, la epigenética).

Solo quiero que imagines esta situación:

Juan nació con unos padres con muy malos hábitos de salud (sedentarismo, comida procesada y azucarada, estrés en su día a día, sobrepeso...). Juan no pudo decidir dónde nacer, pero cuando tenía 1 año, sus padres tuvieron que abandonar a Juan porque no podían mantenerlo. Juan fue adoptado con 2 años de edad por una familia y empezó a ser criado en un entorno muy activo, donde la calidad de su alimentación era muy buena, donde practicaba deportes varias veces a la semana y además los niveles de estrés apenas existían.

¿Cómo crees que hubiese sido la flexibilidad metabólica y el aspecto físico-mental de Juan en cada caso? ¿Crees que habría sido igual?

Veamos un ejemplo más, imaginemos dos gemelos, Alberto y Luís, que son genéticamente idénticos. Alberto, se irá a vivir con su padre al centro de la ciudad y a trabajar en algo que no le gusta, se criará comiendo en bares y cafeterías de comida rápida, y se hará apasionado de los videojuegos. Por el otro lado, Luís se irá con su madre a vivir en una casa cerca del mar, trabajará en algo que le encante, su pasión, entrenará varias veces a la semana y su alimentación será de primera calidad, ¿crees de verdad que estas dos personas que son genéticamente idénticas obtendrán el mismo resultado?

Por supuesto que no, aquí entra en juego la epigenética. La epigenética es aquello que está por encima de nuestra genética, y es que aquello que hacemos con nuestra vida influirá tanto que aparte de determinar esta, tus enfermedades y cómo te vas a desarrollar, también estás determinando la vida de tus hijos y nietos. El aire que respiras, el estrés, la alimentación, el deporte, el estilo de vida, todo influirá en los resultados que tengas tú y tu herencia.

Con esto no quiero decir que tengas que ir corriendo ahora a culpar a tus padres, ellos ya hicieron lo único que tenían que hacer, y es darte la vida. El mensaje con el que quiero que te quedes es que tenemos que dejar de tirar balones fuera y de culpar a nuestra genética o a otras personas/cosas que no seamos nosotros. Hay que empezar a asumir más responsabilidades, empecemos por aprender nosotros qué tenemos que hacer mejor y enseñárselo a nuestro entorno (familia, amigos, pareja…). En el momento que tú mejores, tu entorno lo hará, y si no lo hace, al menos empezarás a atraer gente que vibra igual que tú, y eso te propulsará en todos los sentidos.

Tenemos que dejar de lado la creencia de que aquello que nos pasa o nos deja de pasar es hereditario y que la información genética es la culpable. El verdadero enemigo es nuestro estilo de vida. La culpa no es de los genes.

La mala noticia es que, con nuestros hábitos y nuestra forma de vivir, podemos favorecer esos genes "defectuosos" en nuestra genética, que están apagados, y dar paso a una enfermedad. ¿La solución? Está en tu alimentación y estilo de vida.

Aprovecho para darles un mensaje a todas esas personas delgadas, que creen que son genéticamente afortunadas porque pueden comer de todo y mucho y no engordar, siento decirte que esto no funciona así para siempre. Imagina una piscina vacía, en la que cada hora echases una gota de agua, tardaría años en llegar a desbordarse, pero tarde o temprano lo haría. Esto es lo que pasará con tu salud, si no la empiezas a cuidar y continúas echando gotas de agua, se desbordará tarde o temprano.

(Cierro paréntesis)

Ya no solo se trata de mantener y/o ganar masa muscular y conseguir un porcentaje graso bajo, sino de cómo tener un metabolismo ralentizado va a afectar a nuestra salud y a nuestra calidad de vida. Por eso, hay que ver más allá de las calorías, de los macronutrientes o de seguir un tipo de dieta, hay que ver si eso que estamos haciendo es lo correcto para nuestro metabolismo. En toda dieta y objetivo deberá ser prioritario buscar la flexibilidad metabólica, si no, huye de ella.

Si tienes un metabolismo ralentizado y quieres empezar a adelgazar, tienes mucho estrés en tu día a día, falta de energía, mucho sobrepeso, o llevas tiempo sin hacer ejercicio y sin seguir algún protocolo de alimentación saludable no te aconsejo empezar con un plan totalmente estructurado de dieta y entrenamiento, porque lo más probable es que esto siga aumentando tu estrés y lo acabes abandonando rápido.

Mucha gente pasa de 0 a 100 muy rápido cuando se trata de ponerse en forma y adelgazar, de la noche a la mañana. Hay que seguir un orden lógico, porque para hacer ejercicio hay que tener energía, y la gente inflexible metabólicamente suele carecer de energía. Inflexibilidad metabólica quiere decir falta de energía, no es lógico machacarte a hacer ejercicio, es como pedirle a un coche sin gasolina que arranque. La solución a esto es aplicar la secuencia correcta; mejorar la alimentación y el metabolismo para obtener más energía y después rendir en el entrenamiento.

Una buena manera de actuar sería iniciarnos por supuesto en el deporte y en una dieta acorde a nuestros objetivos, pero yendo progresivamente, donde empecemos a salir a andar en ayunas 2-3 días a la semana, donde aprendamos a descansar más y mejor.
Te ayudará como veremos más adelante incluir dietas altas en grasas y bajas en CH a corto plazo, ya que son antinflamatorias, retirar comida procesada, harinas refinadas y azúcares de tu alimentación, e ir poco a poco añadiendo CH pasadas esas semanas de iniciación para rendir con energía en los entrenamientos. A corto plazo te recomiendo bajar la proteína animal si sueles frecuentar problemas gastrointestinales, y en 2-3 semanas volver a incluirla progresivamente. Deberás entrenar la fuerza y la hipertrofia con cargas, y deberás atender a la deshidratación, por lo que subir la cantidad de agua te ayudará.

Hay que aprender cuándo introducir y no introducir CH, cuándo debo y cuándo no debo meter una comida libre, qué alimentos debo incluir y cuáles no, cuándo hacer y cuándo no hacer ayuno intermitente (si es que me resulta interesante hacerlo), aprender a disfrutar de mi vida, de mi dieta, esto me ayudará a no hacerme esclavo de una dieta que me da lo que quiero aparentemente a corto plazo (entrar en el bañador, verme más guapo para publicar una foto en Instagram...), pero que me ralentiza el metabolismo a medio-largo plazo. Cuidado con esa "operación bikini", cuidado con esas bajadas bruscas en báscula donde perdemos peso drásticamente, cuidado, porque te verás mejor en el espejo a corto plazo, pero tu yo del futuro lo pagará caro.

Hablar de salud se trata de hablar de equilibrio

Muchos chicos y chicas que tendencialmente tienen más facilidad para ganar peso, cuando consiguen adelgazar deben tener cuidado, porque su cuerpo no se olvida de quién era, no se olvida de que tenía sobrepeso. En muchos casos, después de una fase de adelgazamiento se produce el efecto rebote/yoyo (ganar más peso del que habías conseguido adelgazar), porque se ha visto que para que el cuerpo perciba como normal esa nueva homeostasis, ese nuevo cambio, es decir, que para que tu cuerpo entienda que ya no eres gordo sino alguien delgado, puede tardar en percibirlo 1-2 años.

Si somos personas con inflexibilidad metabólica el proceso más óptimo que yo siempre recomiendo y que mejor ha funcionado en la gente a la que he ayudado a adelgazar, desde luego, es el de enseñar a nuestro cuerpo a funcionar con un solo macronutriente (CH o grasas junto a las proteínas). Más adelante veremos los beneficios y los contras de una dieta alta en CH y de una dieta alta en grasas, pero por norma general en personas con inflexibilidad metabólica ya os adelanto que suele ser mucho más interesante una dieta baja en carbohidratos y alta en grasas.

¿Hacer más comidas para acelerar el metabolismo?

Justo hace una semana a día de hoy, una chica acudió a mí, desesperada para que la ayudase a perder peso, venía de estar asesorada con un dietista que le había recomendado comer seis veces al día para acelerar el metabolismo. Esta chica estaba consumiendo 1000 calorías diarias repartidas en 6 comidas y pesaba 75 kg midiendo 160 cm, aun ingiriendo esa cantidad tan baja de calorías, ganaba peso y no conseguía perder grasa.

¿Cómo es posible que con esta cantidad de calorías no se adelgace y encima se gane peso? ¿Es verdad que comer varias veces al día acelera el metabolismo?

Comer más veces al día NO acelera el metabolismo, es un mito, una mentira que favoreció mucho a los productores de alimentos, de hecho, en casos como el de esta chica, es perjudicial.

Está ya más que demostrado que la diferencia entre hacer dos o seis comida al día no va a marcar la diferencia a la hora de optimizar ni maximizar tu fase de pérdida grasa, ni acelerará tu metabolismo, pero hay una cosa en lo que sí se va a marcar la diferencia, y es que en personas que estén ingiriendo pocas calorías, con el hecho de repartir en muchas comidas las pocas calorías, vamos a conseguir que nunca estén saciadas, y por tanto, les genere una frustración con la dieta.

Las comidas que hagamos para saciarnos y quedarnos satisfechos juegan un papel importantísimo en una dieta, tan importante que va a determinar el tiempo que se podrá sostener. Por razones como esta, hay estudios que afirman que el 95 % de las personas que inician una dieta la acaban abandonando, porque no están diseñadas para prevalecer en el tiempo. En etapas de adelgazamiento soy más partidario de hacer menos comidas para obtener más satisfacción a la hora de comer, lo contrario, nos podría llevar a dejar la dieta o hacerla sufriendo ataques de ansiedad con la comida. El mejor enfoque será aquel que se adapte mejor a tu estilo de vida, a tus gustos, preferencias y necesidades.

Todo entrenador o nutricionista debe tener clarísimo que jugar con el metabolismo de alguien no es ninguna tontería. Jugar con el metabolismo es jugar con la salud, como hemos visto, todos aquellos consejos, dietas o enfoques en la alimentación que demos o hagamos de manera inadecuada, pueden llevarnos a trastornos alimenticios como la bulimia o la anorexia. Ese precio se paga caro, haciéndose también mucho más difícil y tedioso volver a coger un buen punto físico. No todo el daño causado a tu metabolismo es recuperable, pero una buena parte sí lo es. El metabolismo en gran parte se puede recuperar si dejamos de hacer aquellas cosas que lo ralentizan y empezamos a hacer aquellas otras que lo aceleran, si lo entrenamos bien.

Vamos encaminados a una sociedad donde los títulos, diplomas, carreras y cursos ya no valdrán, lo único que te acreditará el día de mañana serán tus resultados, aquello que sabes hacer y aquello que has conseguido. Hace años, cuando yo me inicié en el ámbito de la salud, estaba de moda pedir titulaciones y acreditaciones a todo el que soltaba un consejo, hoy ya no es así. El especialista al que le va y le irá bien es el que lo demuestra con resultados, no con titulaciones.

Hace años que a mí un cliente no me pide una certificación o titulación, no les hace falta, ellos quieren resultados. Si vamos a contratar mañana a algún especialista, debería ser alguien que ha conseguido algo que queremos nosotros, que nos haya demostrado qué sabe hacer o que nos sabrá llevar a donde queremos. Si te comprases un coche valorado en 100.000 dólares y tuvieses dos amigos, uno que sabe conducir muy bien y uno que no sabes si sabe conducir o no, y los dos te pidiesen que les dejases conducirlo, ¿a quién se lo dejarías y a quién no? Lo tienes claro. Pues ahora, aplica lo mismo a tu salud cada vez que vayas a dejarla en manos de alguien.

Nuestros abuelos y antepasados comían 3 veces al día, ¿qué es lo que ha pasado durante este tiempo que nos lleve a comer más veces? ¿Recuerdas la famosa pirámide alimentaria que nos enseñaron en los colegios y nuestros médicos? Bueno, la respuesta la tenemos un poco más adelante. Prosigamos con esto de momento.

Temperatura corporal

Hay una relación directa entre baja temperatura corporal y ralentización del metabolismo, y alta temperatura corporal y metabolismo optimizado. La temperatura normal de todos los cuerpos humanos debería estar comprendida entre 36,5 grados y 37,5 grados. Cualquier temperatura por debajo de 36,5 es algo anómalo. Aquellas personas con temperatura corporal por debajo a 36,5 grados tienen mayor índice de mortalidad y obesidad. Es preferible estar en la zona superior.

Tu sistema inmune funciona mejor con temperatura elevada, pues protege contra infecciones, por eso cuando nos ponemos malos nos sube la temperatura, es un mecanismo de defensa. Una forma efectiva de medirte es al despertarte y 20 minutos después de comer. Al despertarte deberías alcanzar los 36,5 grados y después de comer llegar a los 37 grados. Si la temperatura es baja tendrás seguramente el metabolismo ralentizado. Sería ideal utilizar un termómetro de cristal, ya que los electrónicos no suelen ser muy precisos.

Las personas que tienen un metabolismo inflexible, siempre tienden a tener frío porque sus cuerpos en realidad están más fríos de lo normal. Recuerda, el metabolismo es un grupo de movimientos, los movimientos utilizan energía y producen calor, mientras más movimiento exista mayor calor habrá, mientras menos movimiento exista más frío habrá. Solo hay que ver a un bebé y a un anciano, los bebés desprenden muchísimo calor porque están llenos de vida y movimiento, y la gente mayor siempre está más fría y pasando frío con más facilidad.

No puedes hacer un diagnóstico en base solo a la temperatura corporal, hay muchos más factores, pero cada vez más investigadores se plantean la elevación de la temperatura corporal para combatir la obesidad y mejorar la salud. Yo durante el año utilizo la temperatura para guiarme acerca de cómo está mi cuerpo, es un gran indicador, en el momento que tu metabolismo se ralentice, tu temperatura te avisará y deberás tenerlo en cuenta.

Consejos muy rápidos para aumentar tu temperatura corporal y acelerar el metabolismo:

- Bebe agua fresca (más fría no significa mejor, cuidado).
- Duchas con agua fría.
- Menos calefacción, cuidado con exponerte mucho a ellas.
- No te abrigues tanto, abrígate menos, exponte al frío de vez en cuando.

Hasta hace pocas décadas gastábamos una cantidad relevante de calorías al día manteniendo el calor de nuestros cuerpos, especialmente en invierno. Sin embargo, ahora pasamos cada vez más tiempo en el llamado rango de confort térmico, reduciendo nuestro gasto calórico y aumentando el riesgo de sobrepeso.

Para finalizar este tema acerca del metabolismo te dejo una fórmula interesante. Una persona con buena flexibilidad metabólica debería ser capaz, multiplicando estas cifras que te dejo a continuación por sus kilos de peso corporal, mantener con la cifra que nos dé como resultado (que son calorías diarias) su peso corporal en báscula.

32 kcal por kilo de peso corporal en hombres y 28 kcal en mujeres.

3. ¿Contar calorías o no?

Siempre que se habla acerca de empezar un protocolo de adelgazamiento, la pregunta que más surge es: ¿Es necesario contar calorías para conseguir adelgazar? Pues lo cierto es que no, el ser humano ha sobrevivido después de millones de años de evolución sin contar ni cuantificar nada, de hecho, hasta hace 50 años apenas existían personas con obesidad y sobrepeso.

«Nuestros ancestros no sabían qué eran las calorías ni les importaba. Los únicos animales obesos somos los humanos y nuestras mascotas» - Marcos Vázquez

Cuando empecé con 17 años en el gimnasio, las calorías y la proteína eran lo más importante para mí por entonces. Eran los dos únicos elementos que me importaban, y lo cierto es que me funcionó, me ayudó a ganar masa muscular y a ganar peso, pero las cosas cambiaban cuando se trataba de adelgazar, aquí las cosas se empezaban a poner algo más difíciles. En mi vida nunca faltó la actividad física, siempre abundó, por lo que cuando me proponía adelgazar, comía menos, reducía la comida calórica, incluía más fruta, más agua, caminaba más, y sin cuantificar nada, conseguía adelgazar sin ningún problema (cosas de flacos). Después de unos cuantos años sin contar calorías y otros cuantos contándolas, soy la persona indicada para darte la mejor opinión que te puede dar alguien, su experiencia.

Cuando se trata de adelgazar, nos dijeron que debíamos buscar un equilibrio energético (que las calorías de entrada fuesen inferiores a la de salida), y la idea que cogimos entonces fue que para conseguir esto, la solución era comer menos y moverse más.
Entonces, empezamos a registrar las calorías que comíamos, pero no es tan sencillo como registrar las calorías que comemos y obtener la sumatoria final, esto es más que pura matemática. Para empezar, las bases de datos de los alimentos de las aplicaciones muestran valores promedio, es decir, puedes registrar un plátano mediano, creando una diferencia grande con la realidad, esto solo con un alimento, ahora imagínate con todos los que comes en un día o en una semana. Los hay que lo hacen atendiendo a la información nutricional de las etiquetas del producto, pero estos valores pueden oscilar y variar en un 20 % tanto hacia arriba como hacia abajo.

No quiero sonar conspiranoico pero, ¿crees realmente que las grandes multinacionales de azucarera y alimentos procesados a las cuales les permiten tener un margen de error de hasta del 20 % en las calorías totales de su producto no tenderán a la baja? Ahí fuera, hay gente a la que le interesa que comas más cantidad de la que debes y más productos de los que no debes. Esta desinformación ha provocado un aumento imparable en las enfermedades metabólicas. Un mundo enfermo beneficia en gran parte a la enorme industria farmacéutica. Y es que lo importante ya no es lo que ingieres, sino lo que absorbes (la microbiota de cada persona influye en la capacidad de absorber energía, con diferencias de hasta un 10 %). A este respecto, deberás tener en cuenta que:

- Diferentes formas y tiempos de cocción alteran la energía, es decir, que las calorías en muchos alimentos se verán incrementadas o alteradas.

- Enfriar y recalentar algunos almidones aumenta su contenido de almidón y reduce su aporte calórico.

- El destino de las calorías absorbidas (músculo o grasa), que dependerá del tipo de metabolismo, entorno hormonal, entrenamiento…

Los fanáticos del conteo de calorías y macros, aseguran que controlar los macros que ingieren les elimina el estrés a la hora de comer, porque siempre y cuando nos ajustemos a las calorías, podremos comer lo que queramos dependiendo de la etapa en la que nos encontremos. Pero, registrar cada comida las 24 horas del día, los 7 días de la semana, e incluso llegar a evitar situaciones sociales porque no somos capaces de obtener el recuento de nuestros macros correctamente sí es una situación de estrés, y cuanto más estrés más cortisol, y cuanto más cortisol más se agravan los problemas metabólicos.

Cuando se trata de ocasiones especiales o fiestas, las personas que hacen dieta extrema a menudo se asustan. Los principales problemas que surgen durante estas fechas o durante las fiestas navideñas no son las vacaciones en sí, sino cuando un día se convierte en una semana para comer lo que encuentres por el camino, que luego se convierte en un mes y que finalmente se llega al punto de: Ya empiezo de nuevo el 1 de enero...

Evitar comer en eventos especiales porque tu dieta no te lo permite o no se ajusta a tus macros y calorías no es una forma de vida saludable. No solo es saludable disfrutar de nuestras comidas favoritas en ocasiones especiales, sino que, además, deberías sentirte ilusionado y alegre por eso. Disfruta de la fiesta y del día de celebración y regresa a tus hábitos y a tus rutinas normales al día siguiente y no habrá ningún problema.
Así como comer una ensalada no te hace saludable, comer un trozo de tarta el día de tu cumpleaños no te hará daño ni tener mala salud.

Cuando perdemos grasa, quemamos calorías por tres medios, por nuestro metabolismo basal (energía que gasta una persona en reposo), por nuestra termogénesis (la capacidad de generar calor de nuestro organismo) y por el movimiento (entrenamiento y NEAT[1]).
En primer lugar, para calcular el metabolismo basal existen muchas fórmulas, que tienen en cuenta, peso, altura, sexo o edad, pero esto en muchos casos no es suficiente porque no tiene en cuenta datos muy importantes como el currículo con la alimentación de la persona, cómo descansa, el porcentaje de grasa, la flexibilidad metabólica, estilo de vida... por lo que será muy difícil conocer nuestro metabolismo basal con una simple fórmula.

"IF IT FITS YOUR MACROS - MIENTRAS CUMPLAS TUS MACROS"

---

[1] El NEAT son todas aquellas actividades que hacemos fuera del entrenamiento que tienen un gasto calórico que no contamos, por ejemplo, los pasos que das cuando vas a comprar, las calorías que gastas limpiando la casa, las veces que subes por las escaleras...

En los últimos años ha surgido con mucha fuerza la corriente "si cuadra en tus macros, entonces vale", digamos que si consigues cuadrar en tus calorías del día un Big Mac, una pizza y una manzana, vendría a ser igual que cuadrar las calorías de un día con un huevo, pollo, legumbres y fruta. Lo cierto es que 2000 calorías son 2000 calorías, vengan del alimento que vengan, es más, una persona con una normocalórica de 2500 calorías, si se pusiese a ingerir 2400 calorías a base de donuts y CocaCola, ¡perdería peso! Otra cosa es la respuesta hormonal que cada alimento tendrá en tu cuerpo y lo que eso desencadenaría a medio-largo plazo (pérdida de masa muscular, diabetes, problemas intestinales, cáncer, ansiedad, enfermedades cardíacas...).

A paridad de calorías y macros, la comida real produce más termogénesis que la procesada o azucarada, es decir, que 100 calorías de un cruasán no producen el mismo resultado que 100 calorías de una manzana en tu cuerpo, en este caso digerir la manzana requiere más energía que un cruasán, tu cuerpo gastará más calorías digiriendo comida real que procesada, sin contar que cuando te comas el cruasán te dará más hambre y desencadenará un círculo vicioso que te haga seguir comiendo más.

El cuerpo no es un sistema pasivo con un gasto fijo. Si le modificas la energía que recibe, o se alteran sus reservas de energía (grasa), intenta entender qué está pasando y se ajusta de manera apropiada, con el objetivo de maximizar las probabilidades de supervivencia. Cómo te ves en el espejo no es su prioridad.
Cuando empezamos a recortar calorías, nuestro cuerpo entrará en modo ahorro, empezará a ser más vago, y de manera inconsciente hará menos por moverse y por ende gastará menos. Es decir, que si con 2500 calorías estabas perdiendo peso, llegará un momento en el que tu cuerpo se habrá estabilizado tras haber recortado calorías y no bajará más con esas calorías. Seguir recortando calorías llegados a cierto punto (fase de estancamiento) no será lo más óptimo, llegados a estos puntos es donde vemos personas que se vuelven locas intentando recortar más calorías y obsesionándose con la báscula, y donde se llegan a límites en los que uno agrava su salud.

Lo que ocurre también es que al hallar los requerimientos calóricos para una persona no se tendrá en cuenta si esta tiene el metabolismo lento, por lo que la cantidad total de calorías será seguramente alta para su estado actual.

Cuando las personas comienzan a configurar sus macros, no solo se encontrarán con una ingesta ligeramente superior a la que mantenían anteriormente, sino que volverán a introducir los hidratos de carbono en sus dietas. Esto provocará un aumento de glucógeno muscular y retención de agua, haciendo que peses más y confundas el aumento de peso con la ganancia de grasa.

Contar calorías muchas veces no es lo más interesante, si tienes o has tenido problemas con la comida, si has tenido malas experiencias previamente siguiendo protocolos de dieta, si tu objetivo es verte bien, adelgazar, sentirte bien contigo mismo, además de una salud radiante, sinceramente, no necesitas contar calorías, y más si vas a iniciar un protocolo de dieta sin ayuda profesional. Al final, cuando alguien sin información de calidad se pone a contar calorías, puede acabar interpretando muchas cosas mal él solo y le puede llevar a un problema.

Cosas que se hacen mal al contar calorías

El primer gran error es el que comete la mayoría de gente, guiarse en la alimentación solo por las calorías que contienen los alimentos, clasificando a los alimentos como buenos o malos por esta información. Por ejemplo, 100 gramos de frutos secos equivalen a 600 calorías, una persona desinformada vería esto y por el mero hecho de ver 600 calorías, pensaría que los frutos secos son malos, que las grasas son malas, y lo eliminaría de su dieta. Nos hicieron creer que el sobrepeso se produce por un exceso en las calorías, y todo se achaca a las calorías. Cuando digo que nos hicieron creer, me refiero a todos los consejos que se nos dieron desde pequeños en todos lados. Ya que hablamos de calorías, podemos mencionar la recomendación general que se hace aún para todos en las etiquetas de los productos, 2000 calorías diarias, ya seas una mujer de 150 cm que pese 50 kg (que serían demasiadas calorías) o un chico de 190 cm que pese 90 kg (que serían pocas). Es tan absurda la desinformación con el tema de las calorías, que si vas a un supermercado (algo que no te recomiendo mucho, huye de esos sitios todo lo que puedas porque casi todo lo que hay allí no es bueno para tu cuerpo y tu salud) y te fijas en los productos para bebés, se recomiendan 2000 calorías, ¡a un bebé! ¿WTF?

Más mercado y menos supermercado

La desinformación llega a tal punto que se llega a esta idea: si comer menos o el déficit calórico me lleva a adelgazar, comer muy poco me hará adelgazar más; así piensa la gente. Os prometo que me han llegado chicos y chicas consumiendo 500 calorías diarias engordando y sin bajar de peso, 500 calorías es lo que puede comer un pájaro gorrión. Llegados a tal punto, donde una persona cree que está haciendo todo lo que puede con 500 calorías y sufriendo a más no poder, donde ve que ya nada le funciona, ¿qué es lo siguiente? ¿A qué nos puede llevar esto? Bulimia, anorexia y otros trastornos con la comida. Los desórdenes metabólicos en tu cuerpo u organismo no están determinados por las calorías de un alimento, son causados por el impacto que tiene la comida sobre las hormonas que regulan el metabolismo.

Ejemplo: Quitar la CocaCola porque tiene azúcar y calorías, pero tomar CocaCola Zero o Light porque no tiene azúcar y calorías, cuando sí tiene endulzantes, edulcorantes y QUÍMICOS que pueden elevar los niveles de insulina hasta diez veces más que el azúcar, activando tu ansiedad por comer sin parar y generándonos problemas metabólicos. Recomendar que la alimentación o la fase de adelgazamiento se guie por calorías para alguien con desconocimiento en una generación guiada por los productos *light* y 0 % grasa, en una generación donde se consumen hamburguesas y para compensar las calorías se toma CocaCola Zero no es lo más óptimo, por eso el argumento de déficit calórico es muy pobre. Los causantes del sobrepeso no son las calorías como todo el mundo cree.

Si quieres adelgazar y perder grasa sin contar calorías te recomiendo:
- Estudia sobre salud, porque nadie irá a tu casa a enseñarte nada. La información de calidad está en internet y en los libros. Agrégale información de calidad a tu mente y aprende de los mejores.

- Más comida real. Muchísimas personas solo con cambiar sus alimentos en la dieta, quitando comida procesada y azucarada, añadiendo más comida real, consiguen cambiar drásticamente su composición corporal y adelgazar. Más adelante veremos alimentos que te resultarán interesantes para incluir en tu dieta.

- Prioriza la ingesta de proteína y grasas. Este tipo de dietas no solo son más saciantes, sino que elevan el gasto energético para digerirlas (las proteínas nos conllevarán un gasto alrededor del 20-27 % de las calorías para digerirlas, para los CH gastaremos el 7 % y para las grasas el 3 %), también te ayudará a preservar la masa muscular en déficit calórico y te sentirás menos hinchado.

- Ajusta los CH en función de los días de entrenamiento (subiendo la ingesta) y los días de descanso (bajando la ingesta).

- Incluye más verduras, frutas y hortalizas.

- Aumenta la cantidad de agua que tomas durante el día y principalmente antes y después de cada comida.

- Descansa más (tiempo) y mejor (calidad).

Esto no es un ataque al rastreo de macros, ni tampoco quiero decir que sea malo hacerlo, sino que es una herramienta que puede ayudar a la educación a corto plazo mientras se aprende por el camino a cómo crear los hábitos sostenibles en cuanto a la alimentación que algún día te permitirán mantener el móvil en tu bolsillo y disfrutar de la compañía con la que estás en tu restaurante favorito.

Entonces, si es posible perder grasa sin contar calorías, ¿por qué hay gente que sí las cuenta?

«Lo que no se define no se puede medir, lo que no se puede medir no se puede mejorar» - William Thomson

Cuando hablamos de contar calorías y macros, hablamos de maximizar resultados, hablamos de hacer las cosas buscando la optimización, hablamos de perder toda la grasa que nos propongamos, hablamos de conservar y/o ganar toda la masa muscular posible, hablamos de mejorar el rendimiento todo lo que podamos en nuestros entrenamientos, hablamos de deporte buscando la maximización de los resultados, y por supuesto, deberíamos hablar de salud.

Contar macros y calorías de una manera flexible debería haber sido una parte de la asignatura NUTRICIÓN que nos tendrían que haber enseñado en el colegio. Desde muy joven me ha parecido sospechoso que una persona pueda acabar el colegio, el instituto y la universidad tras 20 años de estudio, piénsalo, ¡20 años! Y cuando acaba no sabe nada o casi nada acerca de algunos de los asuntos más importantes que necesitará conocer en su vida: cómo encontrar y usar su talento, el dinero, la salud, las relaciones, la pareja o la alimentación entre otros. Pero en relación a la alimentación y a tu salud es especialmente grave porque esa ignorancia mantiene a millones de personas sin poder disfrutar de su vida, de su cuerpo y de todos los beneficios que conlleva tener una vida y salud repleta de energía radiante y constante.

Cuando llevamos un control sobre lo que comemos con conocimiento, dejamos de sobrevalorar e infravalorar los alimentos que comemos y empezamos a ser más conscientes de cosas que nunca nos enseñaron. Empiezas a autoaprender, aunque sea empezando por dejar cosas que no te hacen bien. Por ejemplo, la mayonesa, una salsa nada saciante, muy calórica y poco saludable, pero la gente no sabe esto, la gente se lo pensaría dos veces si supiera que 100 gramos de mayonesa son casi 700 kcal, el problema está en lo que comentábamos antes, que al final si alguien se guía solo por las calorías le da lo mismo 100 calorías de frutos secos que 100 calorías de mayonesa.

Alguien con conocimiento sobre alimentación y que cuente calorías, en este caso elegiría los frutos secos, pero gracias al conteo de calorías se daría cuenta de que la mayonesa era peor de lo que esperaba, ya que los ingredientes que contiene este alimento son perjudiciales para su salud. ¿Ves la diferencia?

Cuando yo no contaba calorías y me proponía adelgazar, lo conseguía, de hecho, conseguía muy buenos puntos de definición Lo cierto es que yo nunca tuve problemas para adelgazar, pero porque mi predisposición genética siempre ha tenido tendencia a la delgadez, y si tiendes a ser delgado, a nada que hagas las cosas un poco bien o no tan mal, no tendrás problemas para adelgazar, pero si tiendes a ganar peso con más facilidad, sí tendrás seguramente más problemas por el camino. Si no sabes qué información le estás dando a tu cuerpo por la boca, porque al final la comida es la información que le damos a nuestro cuerpo, si es buena información será difícil que te vaya mal. Es como a nuestra mente, si la proveemos de información de calidad que nos haga ser mejores en los aspectos importantes de la vida, tendrás buena salud, buenos amigos, una buena pareja, un buen trabajo, no tendrás problemas económicos y vivirás sin estrés, en cambio, si le das información tóxica, pasará todo lo contrario. Qué justo es nuestro cuerpo. Si le das de lo bueno te dará de lo bueno, si no, te dará de lo malo, homeostasis *everytime*.

Yo soy una persona que sí cuenta calorías, y soy más o menos estricto en función del momento de la temporada o del objetivo. En este caso, desde que inicio una fase de adelgazamiento, que suele ser siempre en puntos del 15-16 % de grasa corporal hasta llegar al 12 %, suelo ser más flexible, es decir, cuento calorías pero no de manera tan estricta, y cuando digo no tan estricta, me refiero a que si me paso o no cumplo las calorías o macros en un día no me preocupa para nada, y muchas veces no utilizo ni la báscula, sino el "ojo clínico".

Cuando hayas contado calorías y macros de muchos alimentos aprenderás a estimar a ojo, sin ninguna báscula, cuando hayas pesado unas cuantas veces 200 gramos de pollo, de arroz o de cualquier otro alimento, sabrás cuánto es aproximadamente sin necesidad de estar pesándolo todo. Piensa que puedes hacer esto durante unas semanas y aprender a estimar a ojo en situaciones donde comas con tu familia o salgas a comer fuera (que nadie se le ocurra llevar la báscula a un restaurante por favor, hay una delgada línea entre buscar la precisión y caer en la obsesión), esto te facilitará tu proceso de adelgazamiento y te lo hará más ameno, a menudo que voy llegando a un porcentaje graso más bajo, intento ser más estricto pesando los alimentos, esto ya dependerá del objetivo de cada uno, si quieres bajar del 11 % (chicos) / 16 % (chicas) de grasa corporal, tendrás que ser un poco más estricto cuantificando aquello que comes.

 A mí personalmente me resulta mucho más relajante y cómodo cuando estoy en una fase de adelgazamiento, saber que aquello que estoy comiendo es justo lo que necesito en ese momento para mi deporte y objetivo. Siempre he sido una persona a la que le ha gustado optimizar y maximizar los resultados, y más cuando se trata de algo que me apasiona como lo es el fitness, pero en muy rara vez me privaría de alguna cena o evento social si realmente me apetece. Para los que vayáis aplicar el conteo de calorías, os propongo:

- Calcular tus calorías de mantenimiento: en internet hay muchas calculadoras que te pueden ayudar con esto, solo bastará que escribas en Google "calculadora de calorías" y te saldrán muchísimas, pero como hemos dicho antes, no son muy precisas. Yo personalmente utilizo la siguiente fórmula:

  (Peso en kg) x 2,2 = (obtendrás tu peso en libras), este valor lo multiplicaré por 14, 15 o 16 si soy chico o por 12, 13 o 14 si soy chica, en función de si mi actividad durante el día es ligera, media o alta respectivamente.

Por ejemplo, en mi caso ahora mismo sería: 90 kg x 2,2= 198 lbs; 198 x 15 (actividad media) = 2970 calorías totales como normocalórica. Ese resultado que me da, es un estimado de lo que puede ser mi normocalórica, en mi caso es casi exacto, pero esto normalmente no suele ser así, por lo que tendrás que ir ajustando mientras te pesas cada ciertos intervalos cortos de tiempo, viendo qué pasa en la báscula. Todos variamos en nuestro estilo de vida y actividad de forma subconsciente ante circunstancias de exceso o déficit de calorías. Algunas personas se ponen más nerviosas y se mueven más a lo largo del día cuando tienen un exceso de calorías, otras se mueven menos cuando tienen un déficit de calorías. Esto se conoce técnicamente como NEAT, mencionando anteriormente y el cual varía mucho entre personas.

Sin embargo, ningún cálculo puede tener en cuenta estas diferencias entre individuos. Después del cálculo inicial es esencial hacer un seguimiento para realizar los ajustes necesarios. Como ves, ningún cálculo nos va a determinar de forma perfecta el gasto calórico de cada persona, pero es el punto de partida a partir del cual planificar nuestra alimentación y luego hacer los ajustes necesarios.

Hablando de nuestra amiga la báscula, no te obsesiones con ella, la báscula no siempre tiene la razón, en muchos casos tú puedes estar perdiendo grasa, ganando masa muscular de manera simultánea y creer que en tu cuerpo no está pasando nada porque no estás perdiendo peso, lo que puede llevar a la desmotivación solo por unos números en una cacharra. Te propongo que aparte de la báscula, te guíes por medidas con cinta métrica, DEXA, con fotos y si puede ser con plicómetro.

Esto puede hacer que dos hombres que miden 182 y pesan 85 kg con el mismo porcentaje de grasa corporal y planes de entrenamiento similares, puedan necesitar calorías de mantenimiento muy diferentes. Tanto como que uno pueda necesitar 2500 y el otro 3200 kcal.

- Utilizar aplicaciones de conteo de calorías y macros: hay muchas, pero nunca he tenido interés en ninguna más allá de Myfitnespal, ya que funciona muy bien. En ella podrás registrar tus comidas a diario y encontrarás la mayoría de alimentos del mundo. Es una aplicación que te dará todo hecho, solo tienes que calcular tus calorías de mantenimiento, introducir los porcentajes de cada macro y te calculará absolutamente todo la propia aplicación.

Cuando se trata de crear un enfoque verdaderamente sostenible y habitual de por vida hay 3 pilares que deben tenerse en cuenta para confeccionar una dieta:
- Salud general y flexibilidad metabólica
- Objetivos de salud específicos y personales
- Calidad de vida

Cualquier dieta, programa o cosa que te prive de alguno de estos 3 parámetros no puede considerarse un enfoque de estilo de vida realmente saludable, en cuanto a comida y dietas se refiere.

Lo entenderás mejor con un ejemplo: Si estás optimizando y maximizando tu dieta para apoyar tus esfuerzos para perder grasa, pero es a costa de tu salud y de tu calidad de vida general, este enfoque no puede considerarse saludable ni sostenible. Si estás maximizando tu calidad de vida mental al vivir la vida al máximo y comer cualquier cosa o todo lo que te encuentres en tu día a día que resulte placentero hasta el punto de sacrificar tu salud en general, tampoco puede considerarse sostenible, y ni de lejos un estilo de vida saludable.

Esta es la razón por la cual el seguimiento de calorías y macros no son una dieta, sino una forma de aprendizaje sobre un estilo de vida. Una vez que termines de usar un destornillador para reparar un cajón roto, ¿sigues aferrándote a él de por vida? ¿O lo vuelves a colocar en la caja de herramientas hasta que lo vuelvas a necesitar? Pregunta interesante para finalizar este tema, que nos permitirá reflexionar un poco sobre todo lo que hemos tratado.

4. Cómo leer etiquetas nutricionales

Este apartado es extremadamente importante, pues como hemos mencionado durante el libro en varias ocasiones, el desconocimiento perjudica nuestra salud y facilita la manipulación. Si aprendes a elegir aquello que le das a tu cuerpo, a las industrias alimentarias les será más difícil engañarte con productos sin azúcar, *light* o 0 % grasa. Tienes que aprender a leer etiquetas nutricionales para saber qué clase de información le das a tu cuerpo.

Cabe mencionar aquí la gran labor de países como Chile, Perú y Uruguay, donde el ministerio de salud de cada país promovió una ley de etiquetado que obligaba a poner en el empaquetado advertencias como: alto en azúcares, alto en sodio, alto en grasas saturadas o alto en calorías. Algún día esto será lo normal en todos los países.

En la siguiente lista te dejo una serie de pautas que te permitirán reconocer un buen alimento:

- El primer gran error con el que nos encontramos, es que solo nos fijamos en el valor nutricional, es decir, calorías y macronutrientes, y no en los ingredientes que componen ese alimento, ya que gracias a esto podemos distinguir si la fuente de proteínas, CH y grasas es de una gran calidad o no.

  Por ejemplo: Una barrita de proteínas, si leemos su valor nutricional podemos ver que contienen hasta 20-25 gramos de proteína, pero cuando leemos los ingredientes vemos que la fuente proteica es de mala calidad.

- Saber el porcentaje de ingredientes que existen en un producto: Los ingredientes están colocados de manera decreciente, de mayor a menor, es decir, el primer ingrediente que aparezca será el que más contenga ese alimento y el último ingrediente el que menos contenga.

Gracias a esto podemos conocer la calidad de un producto integral, por ejemplo, pues mostrará si contiene un alto valor en fibra y harina integral. Ten en cuenta que la mayoría de productos integrales contienen harina refinada, es decir, no son integrales realmente. Generalmente, cuanto más corta sea la lista de ingredientes, mejor.

- Porciones, debemos tener mucho cuidado con esto también, ya que en muchas ocasiones, las industrias alimentarias intentan escondernos el valor nutricional real del producto completo poniendo únicamente el valor de una porción, por lo que los valores nutricionales son mucho más bajos. Esto generalmente lo hacen con los productos procesados y altos en calorías o grasas transaturadas. Para conocer el valor nutricional del producto completo debemos hacer una sencilla operación en función de los gramos de la porción y la cantidad real del producto entero.

- Grasas transaturadas, es una grasa creada por el hombre, no es una grasa natural como la que contiene el aguacate, el coco, los frutos secos… Se consigue transformando un aceite en estado vegetal, se procesa y se hidrogena al igual que la margarina. También puedes encontrarlas con el nombre de: aceite parcialmente hidrogenado y aceite hidrogenado. Vas a encontrar que muchos productos publicitan "0 % de grasas trans", pero por ley si tienen menos de un 1 % pueden poner 0 %, aunque cuando te vas al etiquetado puede poner 0,9 %-0,8 % y debe de quedarte claro que ninguna cantidad de trans es buena en tu organismo.

- Hidratos de carbono, los hidratos de carbono cumplen una grandísima función en nuestro organismo, y es importante saber distinguir cuáles son aquellos que nos van a ayudar y cuáles no. Siempre que leamos una etiqueta, vamos a ver una parte que está dirigida a los hidratos de carbono, y podremos ver que siempre nos van a poner la cantidad de CH que lleva este producto, pero más abajo nos pondrá también "de los cuales azúcares" y ahí es donde tenemos que prestar atención.

Por ejemplo: Vemos que 250 ml de CocaCola contienen 27 gr de hidratos de carbono, de los cuales 27 gramos son azúcares, es decir, todos los hidratos que contiene son azúcar. En cambio, si vamos al etiquetado de unos macarrones vemos que por 100 gramos contienen 68 gramos de hidratos, de los que únicamente un 3,5 son azúcares. Más adelante hablaremos sobre la pasta y los CH en profundidad, pero es importante que sepas esto de los azúcares.

- Por último, debemos tener cuidado con aditivos, endulzantes artificiales y edulcorantes, la lista es infinita, pero te enseñaré los más comunes:
    - Aromatizantes como el safrol: El aroma a vainilla es uno de los más empleados, como también lo es el acetato de isoamilo (aceite de plátano), asociado al olor a plátano.
    - Colorantes - E1 (y dos números más): Se utilizan para llamar la atención del consumidor proporcionando al alimento un color más vivo. Se pueden utilizar desde elementos naturales como la remolacha, hasta químicos derivados del cobre, el plomo o el arsénico.
    - Conservantes - E2 (y dos números más): Además de utilizar métodos de cocción específicos es común el uso de sustancias químicas como el ácido sórbico o los nitratos.

        Los alimentos con conservantes tienen apariencia de frescos pero en realidad pueden llevar gran cantidad de días envasados. Además, existe polémica a causa de los compuestos cancerígenos que pueden contener algunos de estos elementos químicos.
    - Antioxidantes y reguladores del pH - E3 (y dos

números más): Los más utilizados son el ácido L-ascórbico, el ácido láctico, el cítrico, los ácidos grasos y algunos fosfatos.

- o Espesantes - E4 (y dos números más): Los espesantes se utilizan para aportar textura al alimento, suelen ser extraídos de productos naturales, ya sean vegetales o de origen bacteriano. Los más utilizados son las gomas vegetales, el sorbitol o el manitol son ejemplos de espesantes.
- o Correctores de acidez - E5 (y dos números más): Los más utilizados son el sulfato sódico, el sulfato potásico o el cálcico, entre otros. Es habitual encontrarlos en alimentos como los refrescos.
- o Saborizantes E 620 - E 635: Los edulcorantes añaden dulzor al alimento y pueden ser naturales, como el azúcar de cáñamo o la miel; o sintéticos, como la sacarina o el aspartamo. Estos últimos son utilizados en alimentos para personas con diabetes.
  La sal es un potenciador del sabor natural, como también lo son las especias, pero también existen variantes sintéticas como el glutamato monosódico, maltol, etilmaltol o furaneol.
- o Emulsionantes o emulgentes: El emulgente más utilizado es el polisorbato.

En fin, la lista es interminable, maltodextrina, sucralosa... Está demostrado que hasta el 80 % de los productos alimenticios que encontramos en un supermercado cualquiera contienen azúcar o algún tipo de endulzante.

Elimina los endulzantes artificiales, no tanto por su riesgo toxicológico (muy bajo) sino por las evidencias sobre su impacto en nuestro cerebro, metabolismo y microbiota. Incluyo también aquí endulzantes de origen natural altamente procesados, como el sirope de agave o jarabe de maíz de alta fructosa. Eliminar no quiere decir que debas obsesionarte, pero evítalos en la medida de lo posible.

Si necesitas endulzar tus bebidas o tus alimentos sin añadirle calorías utiliza la stevia con moderación, el eritritol es interesante también pues apenas aporta calorías, y sería el más recomendando durante una dieta cetogénica. La miel y el xilitol son buenas opciones, por delante de otros polialcoholes (principalmente porque están menos estudiados).

En 2007, el doctor David Nutt y otros colaboradores publicaron un artículo con las 20 sustancias más peligrosas y adictivas del mundo. La sustancia más adictiva resultó ser la cocaína, y más adelante en estudios con neuroimágenes, donde se revisaba la actividad cerebral y las adicciones de las personas, se ha comprobado que el estímulo generado por el azúcar era ocho veces mayor que el que produce la cocaína, ¡ocho veces! Da escalofríos. Y para finalizar este capítulo, un dato más que te puede ayudar a tomar una mejor decisión, las grandes compañías de bebidas azucaradas y refrescos que "destapan la felicidad" son las que financian los estudios sobre los endulzantes artificiales y sus beneficios.

No vas a dañar tu metabolismo ni tu salud por tomar una CocaCola Light de vez en cuando o tomar productos con endulzantes artificiales de manera puntual, como en casi todos los casos, es la dosis la que hace el veneno.

Debemos recuperar el gusto por los sabores de la comida real. La fruta y un poco de miel deberían representar la fuente principal de dulce en tu dieta.

Como reflexión final, te propongo utilizar un sentido más amplio al analizar cualquier elemento en vez de hablar únicamente de calorías y toxicidad.

Es importante analizar cómo en este caso cada endulzante influye en cada uno de estos pilares de tu salud, en vez de hablar únicamente de ingesta diaria admisible a partir de estudios de toxicidad. La biología humana es mucho más compleja.

3. Macronutrientes

Los macronutrientes son la fuente de energía de la que se componen los alimentos (los nutrientes), las proteínas, carbohidratos o glúcidos y grasas o lípidos, cada una de ellas tiene funciones vitales y muy importantes en nuestro organismo. Se llaman así porque sus cantidades se miden en gramos y no en microgramos.

La energía que obtienes de los macronutrientes:

- Carbohidratos: 4 kcal por 1 g

- Proteínas: 4 kcal por 1 g

- Grasas: 9 kcal por 1 g

Proteína

Después del agua, la proteína es el principal componente de nuestro cuerpo. La proteína nos ayuda a recuperarnos de nuestro entrenamiento, a preservar la masa muscular cuando estamos en una restricción calórica, a desarrollar más músculo cuando estamos en volumen y es la que mayor saciedad nos aporta de todos los macronutrientes.

La proteína es, por lo tanto, muy buena materia prima. Sin embargo, no es tan sencillo como decir más es mejor.

La proteína está formada por aminoácidos, un total de 20 diferentes.

Los aminoácidos se dividen en tres categorías: esenciales, semiesenciales y no esenciales. El cuerpo humano no es capaz de producir los aminoácidos esenciales, así que debes asegurarte de que los incluyes en tu dieta.

ESENCIALES	SEMIESENCIALES	NO ESENCIALES
Valina	Cisteína	Alanina
Leucina	Arginina	Asparagina
Isoleucina	Glutamina	Ácido aspártico
Histidina	Prolina	Ácido glutámico
Lisina	Tirosina	Serina
Metionina	Glicina	
Triptófanos	Taurina	
Fenilalanina		
Treonina		

La cantidad de proteína óptima depende de nuestra masa muscular. No me gusta basar los cálculos en el peso corporal, porque eso conlleva el riesgo de que las personas con sobrepeso consuman demasiada proteína y que las personas más magras o con un porcentaje de grasa bajo no lo hagan. El factor más importante para determinar nuestra ingesta de proteínas es la masa corporal magra (LBM). Cuanta más masa muscular tengas, más proteínas necesitarás. Podemos determinar la masa magra restando a nuestro peso corporal la cantidad de grasa corporal que tenemos.

Si no tienes ni idea de cuál es tu porcentaje graso, puedes hacer mediciones con plicómetro, aunque esto solo será interesante en personas con un porcentaje de grasa no muy alto y con suficiente nivel de masa muscular, de otra forma, los valores no serán precisos. Además, deberá ayudarte alguien que sepa hacerlo. Si tienes acceso a un DEXA sería la mejor opción.

La cantidad de proteínas que necesitamos o que es capaz de asimilar nuestro organismo es obviamente individual, y puede variar en función del metabolismo, masa magra, tipo corpóreo, ancianidad, tipo de entrenamiento, etc.

- 0,8-1,2 g/kg: recomendaciones para perder masa muscular por razones médicas.

- 1,2-1,6 g/kg: cuando el porcentaje de grasa es medio-alto o cuando no hay necesidad de aumentar o mantener la masa muscular.

- 1,6-2 g/kg: con el enfoque principal de ganar masa muscular y en entrenamientos intensos.

- 2-2,5 g/kg: en momentos de restricción calórica, porcentajes grasos bajos, objetivos de hipertrofia y entrenamientos intensos.

Las proteínas (carnes, pescados, mariscos, quesos, whey, huevos...) son alimentos que tardan mucho en digerirse y su efecto de producción de energía es más duradero (4-6 horas). Si utilizas comidas altas en proteína, te sentirás mucho más saciado.

Tonterías de la industria

La proteína es el macronutriente más caro de la dieta, lo que significa que vas a encontrar muchas tonterías en RRSS relacionadas con el tema de la ingesta adecuada de proteínas. Si eres nuevo y estás a punto de aumentar tu ingesta de proteínas, es probable que te suceda lo siguiente: Esto va a ser caro, mejor comprar proteína en polvo.
Una vez que lo hagas, tus padres, pareja y amigos se reirán de ti por tener proteínas en la cocina y se cuestionarán que eso sea saludable hasta el punto de llegar a preocuparse seriamente.
A continuación irán a Google y buscarán: ¿son malos los batidos de proteínas? Aquí encontrarán una información relacionada con las dietas ricas en proteínas y el daño renal, específicamente alguno haciendo referencia a las proteínas en polvo. En este momento, ellos comenzarán a acosarte y a insistirte en que dejes de tomarlas.
Al empezar a escuchar todo esto, tú también te preocuparás.

A tener en cuenta: las dietas altas en proteínas no causan daño renal, las dietas superabundantes pueden producirlas.
De hecho, no hay ninguna investigación publicada que demuestre que ingerir cantidad de proteínas, concretamente de 2,8 g/peso corporal al día, dañe unos riñones sanos.
Nota: Esta cantidad es por kg de peso corporal, no por kg de masa libre de grasa, por lo que el número es aún más alto.

¿Proteína en polvo o comida real?

La proteína en polvo es una herramienta muy útil para conseguir que los objetivos de proteínas sean asequibles, además del factor comodidad en múltiples ocasiones de nuestro día a día. No obstante, obtener tu ingesta de proteínas a través de los alimentos siempre va a ser más abundante en cuanto a saciedad. Con esto me refiero principalmente al consumo de carnes, pescados, huevos y lácteos. Cuando hacemos una fase de adelgazamiento, el hambre es nuestro mayor enemigo, así que en este caso es mejor darle prioridad a la comida real, ya que nos saciará en mayor medida. En caso de no llegar a nuestros requerimientos puedes considerar incluir la proteína en polvo en tu dieta.

Cuando yo comencé en el gimnasio hace muchos años, todos los estudios y todos los profesionales hablaban de que la dosis óptima para alguien que entrenaba en el gimnasio con objetivos de ganancia de masa muscular era de 1,5 g/kg de peso corporal, es decir, que para un individuo de 80 kg, la dosis óptima eran 120 gramos de proteína diarios. Ahora, pasados solo unos pocos años, se ha comenzado a recomendar justo el doble, hasta 3-4 g/kg de peso corporal en muchos casos.

Todo esto ha venido incrementándose gradualmente con el "boom" de las marcas de suplementación junto a las RRSS y el comisionado de ventas. Más recomiendas, más vendes, más ganas. Cuando alguien recomienda productos llenos de azúcar con proteína de mala calidad (barritas y galletas proteicas) o edulcorantes y química con proteína u otras cosas que están tan de moda ahora, se está jugando con la ignorancia de la gente. Es una manera de ganar dinero muy poco ética, además, incido en que muchas de estas personas no saben ni lo que están comiendo ni recomendando.

No obstante, como decía antes, hay que dejar de echar balones fuera, dejar de culpar a los demás y asumir responsabilidades. También es culpa nuestra, debemos empezar a ser más conscientes de la información que le damos a nuestro cuerpo por la boca, y no porque alguien con un número de seguidores nos recomiende cualquier cosa, nosotros comprarla. Volvemos al ejemplo de antes, ¿le echarías un producto a tu coche nuevo solo porque te lo recomendase alguien con seguidores? Tomar más proteína no es mejor, cuando consumimos proteínas en exceso, estas son oxidadas o transformadas en glucosa a través de la gluconeogénesis, si el cuerpo no la utiliza, entonces la almacenará en forma de grasa.

Usar como combustible un sustrato que es 10 veces más caro y que además produce desechos metabólicos fatigando el organismo no es muy inteligente. Las dietas superproteicas prolongadas en el tiempo pueden llevar a un daño renal y a aumentar las probabilidades de padecer cáncer. Si quieres saber más sobre esto, te invito a que leas el libro *El estudio de China*, de Colin Campbell.

Carbohidratos

Definiré el CH como la fuente de energía que más daño ha hecho a nuestra humanidad. Hoy en día, las principales fuentes de CH que se suelen consumir son CH refinados y azucarados, los CH refinados son alimentos que ya han sido cocinados, manipulados o filtrados de alguna manera industrialmente (arroz, pasta, pan, galletas, cereales, bollería industrial, chocolates...). Todos estos tipos de alimentos consumidos en exceso, como se nos ha recomendado, y en un contexto de sedentarismo, nos han pasado mucha factura.

Las moléculas de estos alimentos son muy pequeñas y eso hace que se absorban muy rápido, con poca digestión del cuerpo, también se digieren más fácil, por lo que dan mucha más hambre y de manera más rápida, son más calóricos, apetecen más, son "menos caros" (lo pongo entre comillas, porque más caro que perder nuestra salud no hay nada), son los que publicitan continuamente en la tele y son los que abundan en los supermercados.

Existe una realidad económica detrás de todo esto. Lo que más dinero genera a los fabricantes de alimentos son los CH, una caja de cereales cuesta producirla y publicitarla alrededor de 20-30 centavos de dólar, y se venden en 2-3 dólares, es un negocio billonario. Nunca verás un anuncio de fruta, carne, pescado o legumbres en la tele o en las RRSS, porque eso no da tanto dinero.

Te voy a contar de manera muy resumida lo que ha pasado en los últimos 70 años con la industria alimentaria para haber llegado al punto en que estamos hoy. En los años 50, cuando había empezado a evolucionar la medicina y la ciencia, se empezó a descubrir grasa en las arterias de algunas personas, y sirvió de argumento para clasificar a las grasas como un peligro para nuestra salud, así que todas las industrias alimentarias empezaron a quitar la grasa a los alimentos. A la hora de quitarles la grasa a los alimentos, se dieron cuenta de que la comida perdía todo el sabor y que era incomestible, por lo que decidieron agregarle azúcar (carbohidrato) para saborizarlo y que gustase a la gente. Así llegaron los CH refinados y azucarados a nuestras casas.

Si observamos las kcal de cada macronutriente vemos que tanto las proteínas como los CH por cada gramo contienen 4 kcal, y las grasas 9 kcal por cada gramo. Por la información calórica que contienen los nutrientes esenciales, se llegó a la conclusión de que las grasas eran mucho más calóricas que los CH y las proteínas, así que decidieron quitarlas.

Espera, que aún falta lo mejor, en 1992 el Departamento de Agricultura de EE. UU. presentó la gran pirámide que hemos aprendido todos, esa que nos enseñaron los médicos, en las escuelas, y que estaba por todos lados, la pirámide alimentaria, esa misma en la que se nos recomendaban a todos entre seis y once porciones diarias de CH. Durante estos últimos años salieron muchas organizaciones, instituciones, médicos y estudios contratados y financiados por estas industrias alimentarias, y lo que sabemos ahora es que esa famosa pirámide alimentaria estaba subvencionada por las grandes compañías alimentarias de EE. UU. Y así ha sido nuestra vida estos últimos años, con alimentos comprados en cajas, los sirves en la mesa, te lo cocinas rápido, te lo comes rápido. Brutal, y por esto, 41 millones de personas, repito, 41 millones, un país como España entero, están muriendo por enfermedades no transmisibles (diabetes, cáncer, infecciones respiratorias...). Vivimos más, pero no vivimos mejor.

Podéis encontrar más información extendida y más datos sobre todo esto en el libro *El milagro metabólico* del Dr. Carlos Jaramillo.

No escribí este libro para convencerte de que los CH son perjudiciales y para que corras a culpar a los fabricantes de alimentos, solo quiero que te cuestiones ciertas cosas. Nuestros antepasados no los consumían porque no existían (los famosos CH refinados y azucarados de hoy en día), y hemos sobrevivido como seres humanos sin ellos hasta ahora, después de millones de años, ¿por qué nuestros abuelos no estaban gordos y las personas de hoy en día sí? ¿Por qué a la DIABETES tipo II, que era la enfermedad de gente adulta, ya existe hasta en niños de 5 años? Los CH, al igual que las proteínas y las grasas, son necesarios. Fíjate que son tan necesarios que si tú no se los das a tu cuerpo, él mismo se encarga de crearlos a través de la proteína o la grasa.

En personas a las que he entrenado durante estos últimos años, personas inflexibles metabólicamente, con mala sensibilidad y resistencia a la insulina, al quitarles de la dieta estos alimentos refinados y azucarados, el cambio físico, energético y cognitivo que obtenían era muy drástico. Esto nos enseña a que muchas veces el camino para perder grasa y mejorar nuestro aspecto físico no es tanto como contar calorías y medir cosas, sino cambiar la calidad de los alimentos.

Si tienes el metabolismo ralentizado, te animo a que obtengas los CH de las frutas, verduras, hortalizas y legumbres, y cada dos o tres semanas pruebes a meter antes o después del entrenamiento una fuente de almidón como la pasta, el pan o el arroz. Prueba este método y verás en tus propias carnes los resultados. No vengo aquí a intentar convencerte de que mi palabra es la que mayor verdad tiene, solamente te doy consejos, tú eres quien decide probarlos y ver si funcionan en ti o no.

Los carbohidratos son el único macronutriente prescindible de nuestra alimentación. Podríamos seguir viviendo sin incluirlo en nuestra dieta. Sin embargo, los hidratos tienen un impacto positivo en las hormonas, ayudándonos a recuperarnos de nuestros entrenamientos mediante la recuperación de los depósitos de glucógeno muscular y, además, hacen que la vida sea mucho más sabrosa. Reducirlos en ciertos momentos o ciclarlos (variar las cantidades de las tomas durante la semana) nos podría ayudar a mejorar la sensibilidad y la resistencia a la insulina, uno de los causantes de la ralentización del metabolismo.

Que reducir carbohidratos mejore la resistencia a la insulina no quiere decir que los carbohidratos la causen. Períodos largos con poco carbohidrato pueden hacer que el cuerpo pierda la sensibilidad a ellos, logrando justo lo contrario de lo que pretendemos. El problema no son los carbohidratos, sino un metabolismo estropeado. De hecho, personas con buena sensibilidad a la insulina pueden quemar más grasa comiendo más carbohidrato, no menos. El objetivo final no es reducir los carbohidratos, sino mejorar nuestra capacidad de aprovecharlos gracias a un metabolismo flexible.

Un enfoque moderado en carbohidrato es lo más interesante para personas con buena flexibilidad metabólica. Siempre diré que hay que "ganarse los almidones", si no entrenas, no hay premio. Entrenando y consumiendo carbohidrato podrás explotar tu potencial anabólico. No es recomendable eliminarlos por completo de la dieta. Como venimos hablando en el libro, es más importante elegir bien los alimentos que fijarnos solo en los macronutrientes. Los carbohidratos modernos son especialmente peligrosos por su potencial papel inflamatorio, ligado directamente a la resistencia a la insulina (bollería, cereales azucarados, chocolates...). Un exceso de lectinas (principalmente de cereales) promueve también resistencia a la leptina (la hormona de la saciedad), es decir, pérdida de la saciedad y necesidad de mucha más comida para estar satisfecho. No podemos olvidar la importancia de la genética y de la epigenética a la hora de determinar cuánto carbohidrato puedes tolerar. La clave es aprender a utilizar el poder de los alimentos procesados en tu beneficio y ser sabios con la forma en que gastar las calorías totales en función de tu objetivo.

Son los hidratos los que nos ayudan a rendir más en los entrenamientos, a tolerar mayor volumen de entrenamiento y, por tanto, mantener nuestra masa muscular. El 80 % de nuestro entrenamiento es alimentado por las reservas de glucógeno, así que, un bajo nivel de glucógeno comprometerá tu capacidad para entrenar duro, debes evitar quedarte con el glucógeno totalmente agotado.

Si eres una persona flexible metabólicamente hablando todo te irá bien, e incluir almidones durante una definición te ayudará a preservar tu masa muscular y a mantener o mejorar tu rendimiento en el gimnasio.

¿Por qué personas con un metabolismo flexible tienen mejor tolerancia a estos tipos de alimentos? Por la resistencia y la sensibilidad a la insulina. Cuando se trata de hacer una definición, como veremos más adelante, llegarán puntos donde deberemos elegir entre si priorizar CH o grasas. Te doy el mismo consejo, sigue obteniendo esos CH principalmente de las frutas, verduras, hortalizas y legumbres, y en los días de entreno, si vas a meter almidón que sea en la comida anterior al entrenamiento (2-3 h antes) o en la noche el día del entrenamiento, post entrenamiento, te ayudará a conciliar mejor el sueño. Un deporte como levantar cargas en el gimnasio consume mucha glucosa, por lo que no deberías tener problema alguno si tu metabolismo está totalmente sano y tu resistencia y sensibilidad a la insulina es óptima.

Los CH te darán también una sensación de llenado muscular, de bombeo y de vascularidad increíbles llegando a niveles más bajos de grasa corporal.

Fíjate en que cuando vayas adelgazando te irás viendo más vacío, plano y blando, y esto es debido al vacío de tus depósitos de glucógeno muscular, por lo que unas buenas cargas de CH y agua te harán lucir mucho mejor y más duro también. Tus músculos se componen principalmente de agua y glucógeno.

- 0,25-0,5 g/kg: cetogénico.

- 0,5 g/kg: *lowcarb/highfat* (objetivo, pérdida de peso).

- 2-3 g/kg: ingesta medio/baja (dirigido a pérdida de grasa y adecuado para usuario medio de gimnasio).

- 3-5 g/kg: consumo moderado (para centrarse en la hipertrofia con un entrenamiento de pesas pesado).

- 5-8 g/kg: alta ingesta (para sostener un entrenamiento intenso y una recarga de CH más lenta).

- 8-10 g/kg: ingesta elevadísima (para un entrenamiento ultraintenso de resistencia y una recarga de CH más rápida).

Aunque la clave es una buena dieta global, hay ciertos alimentos interesantes para restaurar la sensibilidad a la insulina, como el té verde, especias (canela, ajo, jengibre, cúrcuma) y chocolate negro. También son recomendables alimentos ricos en magnesio y omega 3, es decir, vegetales de hoja verde y pescados azules.

Fibra

La fibra es parte de los CH y resulta muy interesante incluirla en una fase de adelgazamiento, ya que aporta saciedad cuando comemos. La fibra, a diferencia de los otros macronutrientes, no llega a ser digerida por el cuerpo, es capaz de pasar por todo el aparato digestivo manteniéndose casi intacta.

Existen dos tipos de fibra:

- Fibra soluble: La fibra soluble atrae el agua y hace que el proceso digestivo sea lento. Ayuda a regular los niveles de colesterol y de glucosa en sangre. Además, reduce el colesterol malo. Este tipo de fibra se encuentra en la cebada, la avena, las nueces, las lentejas, las semillas y algunas frutas y verduras como zanahorias o manzanas.

- Fibra insoluble: Estimula el movimiento y el paso de los alimentos por el aparato digestivo, por lo que favorece la correcta evacuación. Se encuentra en las harinas integrales, legumbres, frutos secos y verduras.

La fibra ayuda a dar consistencia a las heces y así favorece el tránsito intestinal. Además, reduce la absorción de colesterol y glucosa (algo muy interesante en una fase de adelgazamiento, comes igual, te sacias, pero tu cuerpo absorbe menos esa glucosa en personas con inflexibilidad metabólica). Una ingesta muy elevada puede disminuir la absorción de minerales importantes como el calcio, hierro, zinc y cobre.

Si vas a comer pan, sería mejor que fuese pan integral con alto contenido en fibra. En general, el pan cuanto más blanco es menos fibra tiene. Los panes que contienen mucha fibra nunca son de colores blancos o claritos.

Además, la fibra disminuye los niveles de azúcar en la sangre y retrasa la digestión de los alimentos, reduce el colesterol, nos ayuda a evitar el estreñimiento y reduce el riesgo de cáncer de colon.

Claramente, es algo muy bueno como para no incluirlo en la dieta.

Sin embargo, también es posible ingerir demasiada fibra y que esto provoque efectos secundarios como gases, diarreas, estreñimiento y distensión abdominal.

Teniendo en cuenta esto, intenta mantenerte en estos rangos sin hacer grandes fluctuaciones en tu dieta y todo estará bien:

- Mínimo: 20 g/día en mujeres y 25 g/día en hombres.

- Máximo: 20 % de tu ingesta de carbohidratos.

Grasas

No confíes en las dietas que prometen eliminar las grasas por completo porque estarán haciendo un flaco favor a tu salud. ¿Realmente sabes qué son las grasas? ¿Qué función tienen en tu cuerpo?

El consumo de grasa en la dieta es importante para regular la función hormonal, y especialmente para la producción de testosterona. Si tienes una ingesta de grasa muy baja, el cambio más obvio que notarás será en el deseo sexual. La grasa nunca debería ser eliminada de una dieta.

La manía por eliminar las grasas de nuestra alimentación viene de la mano de la llegada de los productos *light* en los años 80. La idea de que si no consumimos grasas no tendremos colesterol, tiene sus matices. Uno de los grandes problemas de estos productos es el incremento de azúcares añadidos que contienen, igualmente perjudicial (o peor) para la salud. Más allá de los añadidos que se incorporan a los productos ligeros, cuando se elimina la grasa de un producto se elimina también la "grasa buena", esencial para la salud. Eliminar la grasa, por lo tanto, no supone necesariamente una mejora, ya que su total ausencia dificulta que algunas vitaminas liposolubles no se absorban correctamente: vitamina A, D, E y K.

Aquellas personas que tienen un porcentaje mayor de grasa corporal obtendrán mejores resultados con un mayor consumo de grasa que los individuos más delgados. Esto tiene que ver con la sensibilidad a la insulina, que, generalmente, aumenta cuando se adelgaza. Aunque no siempre es así. Como siempre, todo es cuestión de individualizar.

Tipos de grasas

Teniendo ya clara la importancia de las grasas para nuestra salud, hay que puntualizar que no todas las grasas son iguales y que no todas son buenas. Habitualmente se hace una diferenciación entre "grasas buenas" y "grasas malas".

Las grasas malas se denominan saturadas, y están presentes en los alimentos de origen animal como las carnes, embutidos, leche y derivados, también están presentes en algunos vegetales, como el aceite de coco o el aceite de palma, también está añadida durante el procesado en alimentos preparados, aperitivos o bollería. Estas, en un exceso, pueden causar acumulación de colesterol en las arterias e incrementar las posibilidades de sufrir enfermedades cardiovasculares.

Como ejemplos de alimentos que contienen grasas saturadas se pueden citar: aceite de coco, leche y sus derivados, chocolate, mantequilla, carne de vaca, carne de cerdo, manteca de cerdo, margarina, carne de pollo, carne de pescado o yema de huevo. El hecho de que estos alimentos contengan grasas saturadas no implica que se deba evitar el consumo en la dieta o eliminarlos.

Si quieres algunos consejos para reducir las grasas saturadas en tu dieta:

- Prioriza pescados antes que la carne, son más bajos en grasas saturadas, además muchos contienen ácidos grasos como el omega 3, que ayudan a reducir el colesterol.

- Elige carnes magras: Es preferible consumir carne de pollo, pavo y otras aves (mejor sin piel) que otras carnes más grasientas.

- Preparar los alimentos cocidos, asados y a la plancha antes que fritos.

Por su parte, las grasas buenas o insaturadas (poliinsaturadas y monoinsaturadas) son aquellas que realmente intervienen de forma positiva en el organismo. Se dividen en grasas monoinsaturadas (aumentan los niveles de colesterol bueno y reducen los del malo) y grasas poliinsaturadas (no las genera el organismo, por lo que hay que obtenerlas de la alimentación). Entre las grasas poliinsaturadas encontramos los omega 3 y omega 6. El pescado es rico en grasas insaturadas. En concreto, pescados como el salmón, la trucha, el atún, las anchoas o la caballa contienen omega 3, que reduce el riesgo de padecer enfermedades cardiovasculares y previene la osteoporosis, entre otras cosas. Los alimentos ricos en grasas insaturadas son: salmón, frutos secos, aguacate, pipas de girasol, aceite de oliva virgen extra, cacahuetes y huevos, entre otros.

Las grasas son alimentos que proporcionan mucha energía, alimentos que dan más saciedad en la dieta.

- 0,5-1 g/kg: mínimo esencial orientado a la pérdida de grasa.

- 1-1,5 g/kg: capacidad adecuada para la mayoría de los objetivos, optimiza la función hormonal, el límite superior (1,5) adecuado para aquellos que prefieren menos CH o no son muy activos.

- 1,5-2 g/kg: para los que tienen un alto gasto calórico, adecuado para dietas cetogénicas o CH muy bajos.

¿CH altos o grasas altas?

Si tu objetivo es llegar a un "punto de playa", 10-11 % de grasa corporal si somos chicos y un 15-16 % si somos chicas, no será muy difícil ni muy costoso si hacemos las cosas bien. A estos puntos uno debería ser capaz de llegar sin ningún problema con la dieta y sin perder rendimiento en el entrenamiento, pero bajar de estos porcentajes de grasa nos va a llevar algo más de trabajo. Llegará un punto donde deberemos seguir un enfoque en nuestra dieta priorizando CH o un enfoque priorizando grasas, a continuación veremos los pros y contras de cada enfoque.

Ventajas de una dieta alta en grasas y baja en CH

Se considera que una dieta es baja en CH cuando este macronutriente es inferior al 30 % de las calorías totales, llegando a porcentajes en algunos casos como el de la dieta cetogénica, del 5-10 %.

- El principal beneficio que nos otorgan este tipo de enfoques o dietas es la capacidad de mejorar nuestro metabolismo, de flexibilizarlo. Si utilizamos estrategias de dietas bajas en CH los días de descanso o los días donde el trabajo sea solo aeróbico y subimos la ingesta de CH los días donde entrenemos con cargas y con objetivos de fuerza e hipertrofia, el resultado será una mejor respuesta en niveles de sensibilidad y resistencia a la insulina (hormona anabólica), y por lo tanto, mejor respuesta a esos CH los días que los tomemos.

- En un contexto de déficit en igualdad de calorías, son mucho más saciantes por lo que se percibe menos el hambre y la mayoría de la gente es capaz de mantener la dieta durante más tiempo, así que es más sostenible en el tiempo y nos evitará atracones o desmotivación y abandono de la dieta.

- Facilita la movilización de la grasa obstinada, que es aquella grasa rebelde que nos cuesta quemar más. Se ha descubierto que las zonas donde no quemamos grasa o nos cuesta perder más grasa es porque tenemos menos receptores de grasa, entonces es más difícil movilizar esa grasa. Se sabe también que a corto plazo y con este enfoque conseguimos movilizar esa grasa obstinada.

- Te ayudarán a mantener tus niveles de energía más estables y altos durante el día, sin sufrir sueño ni los síntomas de cansancio que sufren muchas personas después de la ingesta de una comida rica en CH (generalmente esto pasa en gente con inflexibilidad metabólica).

- Las grasas favorecen a corto plazo la capacidad de disipar en calor lo que comemos.

- Aumentos de los niveles de testosterona (chicos) y estrógenos (chicas).

- La falta de CH nos lleva a una producción menor de serotonina y a un aumento de las catecolaminas (adrenalina), manteniéndonos más despiertos y agresivos durante la prestación (nos lleva a quemar más calorías al movernos más).

- Son dietas antinflamatorias, las personas que lo prueban pierden peso de manera rápida y es más fácil mantener la motivación, empezando así una fase de adelgazamiento, pero cuidado, hay personas que se enganchan y ya no quieren volver a meter CH nunca pensando que el CH es el malo. Esto no es así, veamos por qué este tipo de dietas son más interesantes a corto plazo que a medio-largo plazo.

Desventajas

- A medio-largo plazo el cuerpo se adapta y se vuelve eficiente con la gluconeogénesis, por lo que, aunque no introduzcamos CH, el organismo los produce a partir de la masa muscular (mayor posibilidad de perder masa muscular), por lo que este tipo de dietas a medio-largo plazo no son interesantes, y mucho menos en un contexto donde haya un déficit agresivo.

- Disminución progresiva de las catecolaminas, se acaba la agresividad entrenando y la quema de la grasa obstinada a largo plazo, es decir, volvemos a lo mismo, es interesante a corto plazo no a largo plazo.

- A largo plazo una dieta baja en CH nos puede llevar a dormir peor, a descansar peor, a mear muchas veces durante la noche, a despertarnos por la noche, nos bajan los niveles de melatonina y se producirán picos de cortisol durante la noche, eso nos hará producir menos GH (hormona de crecimiento), recuperar peor, quemar menos grasa, el dormir mal nos llevará a una serie de consecuencias que nos harán rendir menos durante el día, bajaremos el gasto calórico, nos moveremos menos, entrenaremos peor… toda una serie de efectos en cascada que empeorarán nuestro rendimiento.

¿Para quién es recomendable?

Principalmente para gente con el metabolismo ralentizado, es un enfoque que utilizaría justo antes o al inicio de una fase de adelgazamiento. A corto plazo en estos casos obtenemos más resultados trabajando sobre la optimización del metabolismo de las grasas, ya que estas personas gestionan los CH muy mal, normalmente, además de que suelen tener más dificultades para perder peso y este tipo de enfoque les ayudaría a iniciar el adelgazamiento con motivación por sus propiedades antinflamatorias. Habría que ir añadiendo los CH poco a poco después de haber enseñado al cuerpo a estar con los CH por debajo del 30 % del total de las calorías unos días (10-14 días). Recuerda que para iniciar una fase de pérdida de grasa lo ideal siempre será iniciarla con el metabolismo optimizado, esto te ayudará a optimizarlo.

Seguir un plan estructurado es lo que yo recomiendo en estos casos, con los alimentos a ingerir atendiendo a tus gustos, a tu estilo de vida, a tus necesidades... un plan flexible que te haga enamorarte del proceso, con un objetivo claro, y cuando digo que el objetivo debe ser claro, me refiero a que los objetivos deben ser cuantificables. No te propongas objetivos inmedibles, como adelgazar o bajar de peso, tienes que proponerte objetivos que se puedan medir: voy a adelgazar 10 kg, voy a conseguir pesar 60 kg. Fíjate cómo los escribo, en tiempo presente y dejándole claro a mi mente que los voy a conseguir, no le hables rogándole a tu mente, no le pidas "me gustaría perder 10 kg" o "a ver si consigo pesar 60 kg", hazle ver que lo vas a conseguir. Cuando los objetivos no son cuantificables y están en el aire, nunca tendremos esa sensación de consecución de objetivos, por eso te animo a que te propongas metas a corto plazo y largo plazo, apúntalas donde las vayas a ver siempre, para que a tu mente no se le olvide y tu motivación será infinita.

A continuación te presento 10 alimentos ricos en GRASAS:

- Pescado azul: Salmón, atún (cuidado con estos pescados por la cantidad de mercurio). El mejor pescado azul es el más pequeño (arenque, sardina, caballa, trucha), ya que no ha acumulado tantos metales pesados.

- Aceitunas y aceite de oliva.

- Frutos secos y cremas de frutos secos (almendras, cacahuetes, pistachos, nueces, anacardos...) suelen tener algo de CH, fibra y son muy saciantes.

- Chocolate negro 85-90 %.

- Aguacate.

- Aceite de coco.

- Semillas, pipas, crema de sésamo, semillas de chía...

- Mantequilla (la margarina no es mantequilla, la margarina son grasas trans).

- Quesos.

- Huevo entero (a poder ser ecológicos).

Beneficios de dietas altas en CH y bajas en grasa

Los CH son la fuente energética principal, la más rápida de obtener atp (energía) y es la manera en la que nuestra musculatura puede ser potente. Los CH serán la energía que utilice una persona que haga una serie explosiva de seis repeticiones, un corredor de 100-200 m… es decir, es la energía que se utiliza para momentos anaeróbicos, momentos en los que se necesita aplicar mucha explosividad.

Incluir días altos en CH puede ofrecerte en ciertos contextos beneficios como:

- Cuando hacemos cargas de CH o una dieta alta en CH vamos a poder liberar o facilitar la subida de insulina (hormona anabólica), estos picos de insulina son necesarios para la generación de masa muscular.

- Facilitan la hidratación de tu musculatura, ya que por cada molécula de glucosa que se almacena en tu cuerpo se almacenan 3-4 moléculas de agua, eso nos permite que tu musculatura esté hidratada y así prevenir lesiones, ¿cuántos futbolistas a partir del minuto 70-75 caen en procesos de roturas fibrilares por deshidratación muscular? No se trata de estar continuamente metiendo agua o sales minerales, se trata de hacer la carga adecuada previa a la competición, necesaria para que ese glucógeno esté almacenado junto al agua y las sales minerales necesarias para que el día siguiente, cuando vayas a entrenar, tu musculatura esté lo suficientemente preparada para que no te vayas a lesionar.

- Con cargas de CH después del entrenamiento o antes de ir a dormir facilitaremos la segregación de serotonina y melatonina, lo que te ayudará a dormir mejor, vas a entrar mejor en fase REM, vas a favorecer mejor esa regeneración y construcción de masa muscular y vas a favorecer la quema de grasa.

- Más satisfacción con la dieta.

- Mejores prestaciones musculares en un déficit calórico, mayor capacidad de concentración. Podemos rendir mejor en los entrenamientos y por ende perder más grasa y mantener la masa muscular (y si se hacen las cosas muy bien, se puede incluso mejorar la fuerza y la masa muscular).

- Mejores sensaciones durante el entrenamiento, mayor congestión, mayor dureza muscular, más redondez, mejor aspecto visual y por tanto, mayor motivación.

Desventajas

- A largo plazo, una dieta muy baja en grasa puede comprometer la producción de hormonas esteroideas.

- Muchos CH en personas sedentarias y/o sobrepeso con una mala gestión de la glucosa podrían no dar los mismos resultados que en personas entrenadas y atléticas.

- Gestionar cantidades elevadas de CH sin caer en comida procesada (azucares y bollería) requiere mucho control.

Solución y conclusión

Si tengo un metabolismo flexible me va bien todo, incluso es más interesante el enfoque con altos CH porque me va a hacer rendir mejor y me va a ayudar a preservar la masa muscular y la fuerza.
Si estoy con un porcentaje de grasa del 12-15 % en hombres y 18-20 % en mujeres es más interesante una dieta medio-alta en grasas, y a medida que vayamos bajando de porcentaje graso, ir cambiando poco a poco las tornas, siempre de manera progresiva.

Si tengo un metabolismo ralentizado lo mejor será retirar los CH, aumentar las grasas y enseñar a mi organismo a funcionar durante 10-14 días con pocos CH, y poco a poco ir añadiéndolos en los días de entrenamiento.

6. Las dietas no funcionan

Los humanos somos la única especie en la Tierra que hace dieta.

Léeme bien, las "dietas" no funcionan. Pongo dieta entre comillas porque aunque no sigas ningún protocolo estricto o pautado, lo que ya comes en un día se considera tu dieta. Independientemente de que sigas un plan o no, el término dieta se define literalmente como la cantidad de alimentos consumidos por una persona u organismo, eso es todo. El término dieta, como es conocido hoy en día, no funciona. El concepto moderno de dieta es el concepto de negarme algo (concepto negativo). Hace falta quitarle o prohibirle algo a un ser humano para que tenga tentaciones enormes por ello, y más cuando se trata de algo relacionado con la alimentación. Es el principio básico humano, escasez = necesidad, y si no que se lo digan a Adán y Eva.

Piensa en ti mismo o en las personas que conoces que hayan hecho una dieta restrictiva. ¿Cuántas veces dejaron de hacer un plan divertido con tal de no saltarse y arruinar su dieta? Seguramente en muchas ocasiones.

Estos momentos donde dejas de hacer planes por seguir con tu dieta, hacen que finalmente te acabes consumiendo tanto que te encuentres viviendo tu día a día enfocado en tu dieta y sin un disfrute verdadero de la vida, o que en el momento eventual de saltártela, tires la toalla y te comas todo lo que tengas a la vista.

En muchas ocasiones, esa angustia mental asociada a dietas restrictivas supera los beneficios físicos y estéticos que pudieras obtener, si lo miramos desde un punto de vista general de salud y bienestar. La palabra dieta se ha convertido en sinónimo de sufrimiento. Cuanto más restrictiva es una dieta, más dura y superior se siente la persona que la hace, incluso hasta el punto de presumir de ello, como si mereciera algún tipo de medalla por ponerse este tipo de desafío. Eso no es forma de disfrutar de la vida y lo más probable es que esto no te permita hacer cambios sostenibles en tu estilo de vida ni crear unos hábitos saludables.

Cuando se afronta una dieta pensando "esto sí puedo y esto no" se va por el camino al fracaso absoluto. La idea no es que te cohíbas como si lo prohibiese la religión, la idea es adquirir un estilo de vida, un estilo de vida flexible, el estilo de vida flexible es el camino que tomamos aquellos que nos inculcamos un balance en nuestra alimentación. Somos aquellos que aprendemos a controlar los impulsos por la comida y no dejamos que sea la comida quien nos controle a nosotros. Somos aquellos que aplicamos "con-ciencia" de lo que comemos y de lo que dejamos de comer. Somos aquellos que sabemos cuándo nos hemos ganado un capricho y lo tomamos sin ningún sentimiento de culpa. Somos los que disfrutamos de la comida como lo que es, un placer.

La mayoría de las personas saben qué es lo que tienen que comer y qué alimentos deben evitar para tener una buena salud general. No podemos vivir en un mundo de negación donde se crea que comiendo comida procesada, postres, bollería y beber alcohol cada fin de semana nos va a llevar a tener una vida, un cuerpo y una sensación de salud y vitalidad máximas.

Si bien es cierto que la aceptación del cuerpo y amarse a uno mismo es crucial, es peligroso e ignorante pasar por alto todos los datos tan demoledores que nos muestran lo nocivo que es tener sobrepeso y obesidad a largo plazo. Querer optimizar tu salud general también es una forma de amarse a sí mismo, no solo para ti, sino también para toda tu familia y seres queridos, que se preocupan por ti y quieren tenerte cerca y con vitalidad durante mucho tiempo.
Recuerdo hace muchos años cuando estudié mi grado de deporte, mi profesor por entonces en la asignatura donde dábamos la parte de nutrición, Carlos, que era un grandísimo profesional y por el que me hice apodar "fuerza explosiva", me dijo una frase que se me tatuó para siempre: si es una dieta con algún nombre raro, huye de ella.

Hoy en día existen mil tipos de dietas con nombres raros:

- Dieta de la piña

- Dieta de la comida para bebé

- Dieta de la limonada

- La dieta milagro Hollywood

- La dieta de la bella durmiente

- Dieta bola de algodón

- Etc.

(No es broma, existen de verdad).

Hay una lista interminable, un montón de dietas con nombres raros que ofrecen soluciones increíbles y que aparecen siempre en momentos de máxima necesidad, momentos donde la gente desinformada quiere perder todo el peso que llevan décadas ganando, y pretenden conseguirlo de la noche a la mañana. La finalidad y el objetivo de todas las dietas es la restricción, restricción de alimentos que como consecuencia te llevan normalmente a adelgazar. Al final, si en una dieta empiezas a restringirte alimentos, inconscientemente estás comiendo menos sin darte cuenta y perdiendo peso.

El otro día recibía el mensaje de una chica que me seguía por mis RRSS, y me contaba que sus padres estaban convencidos de que gracias a la dieta Paleo (dieta donde solo puedes consumir frutas, vegetales, nueces, semillas, pescados, mariscos y carnes magras) habían conseguido adelgazar, y que esa era la gran razón por la que habían perdido peso sin contar calorías y aun habiendo estado comiendo hasta saciarse. Todo esto hay que cogerlo con pinzas, porque si una persona pasa drásticamente de una dieta moderna con alimentos procesados y azucarados a una dieta con comida real, los cambios serán más que obvios, como mencionábamos al principio del libro. Muchas veces, más que buscar optimizar todo contando calorías, buscando suplementos quemagrasas y perdiendo el norte con lo importante, lo que funciona es lo básico, cambiar nuestra dieta a alimentos con comida real. A veces no es cuestión de cantidad, sino de la calidad de los alimentos. Cambiar los CH o los tipos de aceites, utilizar más frutas y vegetales, buenas proteínas y más agua te pueden hacer sentirte increíble.

Hay enfoques de dietas que según en qué contexto, la situación y la persona, los comparto, como son la dieta vegana, la dieta vegetariana, la dieta Paleo, los ayunos intermitentes, las dietas cetogénicas, la dieta de la zona, la dieta mediterránea, etc., pero hay que saber en qué contexto las utilizamos, cuándo las utilizamos y si son las más óptimas para nuestro objetivo y para nuestro estilo de vida.

Dieta cetogénica 70-75 % GRASAS / 20-25 % PROTEÍNA / 5-10 % CH

Dieta de la zona 30 % GRASAS/ 30 % PROTEÍNA / 40 % CH

Dieta mediterránea 35 % GRASAS / 15 % PROTEÍNA / 50 % CH

Los porcentajes corresponden al total de las calorías de la dieta de cada macronutriente.

Por ejemplo, el ayuno intermitente es un enfoque de dieta que me encanta, pero no es lo más óptimo en muchos casos si se pretenden maximizar las ganancias de masa muscular, pues no es el entorno más anabólico en el que podamos estar. Con esto no quiero decir que en un ayuno intermitente no puedas ganar masa muscular, sino que las posibilidades se reducen. El hecho de que estemos 16-24-36 o 48 h sin comer nada no es un estado muy anabólico, y mucho menos para alguien que tiende a ser delgado, no es un enfoque que utilizaría en una fase de ganancia de masa muscular, pero que sí utilizo personalmente en mis fases de adelgazamiento en días puntuales durante la semana (principalmente los días de entrenamiento). Tampoco es un enfoque que utilizaría de manera regular en alguien con el metabolismo ralentizado, ya que los niveles de energía que se necesitan para hacer ayunos han de ser buenos.

El objetivo de este libro no es hablar en profundidad de las dietas, hay muy buena información en internet (también muy mala, así que cuidado). Te animo a que indagues y leas sobre ellas, y veas qué ventajas y desventajas pueden ofrecerte y puedes aprovechar de ellas.

Personalmente, los enfoques que más me gustan son: dieta de la zona, dieta mediterránea, dieta cetogénica, ayunos intermitentes, dietas vegetarianas, dietas veganas y dietas paleolíticas. No suelo ser partidario de seguir ninguna dieta estricta o un enfoque estricto toda la vida, ni durante un periodo muy largo de tiempo, justo por lo que mencionaba antes, para evitar cohibir de algo a la mente. Me gusta ser flexible, intentando priorizar una dieta saludable y con alimentos de calidad en mi día a día, pero en ciertos momentos del año he incluido esos enfoques que te he mencionado y me fueron bien.

Pensar que solo hay una respuesta válida es el síndrome del examen tipo test. Durante años, nuestro cerebro aprende a que solo existe una respuesta correcta en la vida, la correcta para aprobar el examen, que es la que indica el profesor o el examen. Esto nos lleva a creer que en la vida para todo solo existe una respuesta acertada. En la vida hay mil maneras de hacer las cosas, y con la alimentación pasa lo mismo, cuanto más no obcecamos con una sola idea, más aumentan las probabilidades de fracaso.

Recuerda que las dietas que te ofrecen resultados excepcionales de manera muy rápida o las dietas con nombres raros no son para ti. El cuerpo siempre te avisará sobre si le gusta la comida que le estás dando, solo deberás leer bien las señales: los niveles de energía, tu foco cognitivo, cómo rindes entrenando, cómo descansas, etc. Cuando a tu cuerpo no le guste también te avisará, escúchale, escuchar, dicen, es de sabios.

No existe ninguna dieta que sea perfecta o ideal para todas las personas del Planeta. Hay zonas donde abundan los vegetarianos y otras zonas donde abundan los carnívoros. Entre lo que comemos, existen diferencias en nuestros metabolismos que hacen que ciertos alimentos nos vayan mejor a unos que a otros. A la hora de optimizar nuestro metabolismo y nuestro adelgazamiento hace falta saber qué tipos de alimentos deben predominar en la dieta de cada uno de nosotros. Para poder saber eso hace falta primero descubrir hacia qué lado se inclina nuestro metabolismo: ser más carnívoro o vegetariano.

El claro ejemplo es el de los lácteos, se dice que al menos el 65 % de la población mundial es intolerante a la lactosa, y en zonas como Asia llegan al 90 %. Hay mucha gente a la que no le sienta bien, le produce vómitos, hinchazones, problemas intestinales, acné, etc., al final todo está en nuestros genes y en nuestros antepasados su origen.

Entender qué le sienta bien y qué no le sienta bien a tu cuerpo es primordial. Esto son las llamadas sensibilidades alimentarias, que son diferentes a las alergias alimentarias, y cada día son más visibles. Aunque las primeras no provocan efectos directos e inmediatos como las segundas, sí pueden producir síntomas crónicos que pueden evidenciarse hasta 72 horas después de la exposición al alimento.

A mí por ejemplo me pasa con los lácteos, me hinchan muchísimo, me generan retención de líquidos, hacen más pesada mi digestión, me dan más acné… tengo clientes a los que esto les pasaba con otros alimentos que contenían trigo, soja, carnes… Lo que te propongo para averiguar si a ti te pasa esto, es que apuntes en un cuaderno lo que comes, qué alimentos ingieres, a la vez que apuntas también los síntomas que tengas esos días. Yo también utilizo con mis clientes un sistema de puntuaciones, de modo que después de cada comida puntúan de 0 a 10 cómo están de hinchados-retenidos y de cómo es su digestión. Lo ideal es que esa puntuación sea lo más baja posible, después de unas semanas o días te será más fácil sacar una conclusión sobre si tienes alguna sensibilidad alimentaria fijándote en los resultados y atendiendo a patrones que puedan surgir. Otra gran advertencia para comer cuando buscas mejorar tu salud en general es tu respuesta personal a grupos de alimentos y alimentos específicos.

Lo creas o no, escuchar a tu cuerpo es realmente importante. Muchas personas aceptan como normal la hinchazón, los gases y las molestias que sienten después de comer ciertos alimentos, pero esto no podría estar más lejos de la realidad.

Si constantemente te sientes fatal, o literalmente acabas evacuando después de comer cierta comida, probablemente, debas eliminar esa comida de tu vida: no necesitas un rastreador de macros para darte cuenta de esto.

«Una buena digestión no debería ser ni ruidosa ni olorosa»

La saciedad y su importancia

Cuando estamos en una fase de pérdida de grasa debemos utilizar un enfoque en nuestra dieta con alimentos saciantes y estrategias que no nos hagan pasar hambre o ansiedad, para que esa dieta sea sostenible en el tiempo y podamos conseguir nuestro objetivo, por lo que tener estos detalles en cuenta te facilitarán el proceso:

- No aliñar ni utilizar saborizantes o especias con la comida, la razón de esto es que si aliñas las comidas te entrarán más ganar de comer, por eso debes evitarlo en la medida de lo posible. Es más sencillo comerse 200 gramos de pollo sin aliñar que 200 gramos aliñados, en la primera opción te lo comerás y estarás satisfecho y en la segunda opción te lo comerás y te apetecerá más al estar más bueno, aliñar las comidas potencian tu apetito.

- Utilizar alimentos con baja densidad calórica (lechuga, espinacas, sandía, zanahoria, naranja, manzana, uvas, papa hervida, banana, pechuga de pollo, arroz integral, pescado, atún, arroz blanco, legumbres, espaguetis).

- Disminuir el tamaño del plato.

- Aumentar el consumo de agua antes, durante y después de comer.

- Agregar un plato de ensalada.

- Priorizar alimentos ricos en proteínas y grasas.

Al final, cuando nos metemos en una fase de definición, la fruta, la verdura, las hortalizas, los tubérculos y las legumbres han de estar presentes para tener sensación de saciedad en nuestra dieta, no sufrir y que pueda ser más llevadera en el tiempo. Hay muchas maneras de llevar una dieta, y el enfoque será primordial para seguir motivados con ella y sostenerla en el tiempo para conseguir nuestros objetivos. Puedes comer todos los días lo mismo sin ningún problema o puedes variar la dieta, esto dependerá de cada persona, hay gente que es capaz de comer lo mismo siempre y lo disfruta y hay gente que no, aquí tendrás que individualizar y ajustar en función a tus gustos.

Digamos que para desayunar eliges 2 huevos + 1 taza de claras + 1 taza de avena + 1 pieza de fruta. Estos alimentos contienen la mayoría de los macronutrientes en una comida. A partir de esto, puedes cambiar el tipo de fruta que comes, puedes cambiar la fruta por algo de verduras o cambiar el sabor de la avena que comes. Al cambiar estas cosas, terminas manteniendo casi las mismas calorías y la cantidad de macronutrientes, pero cambiando el sabor de la comida.

La selección de alimentos genera un impacto en tu saciedad, y por tanto, en cuándo volverás a tener hambre y cuánto volverás a comer en la siguiente comida. El alimento más saciante es la patata cocida, seguida de pescados y carnes, frutas como naranja o manzana y la avena. ¿Los alimentos menos saciantes? Todos los basados en harinas refinadas. Los que además llevan azúcar puntúan todavía peor.

7. Cuánto tiempo necesito para adelgazar

El error por excelencia en la vida en general para casi todo, son las prisas, algo que cómo no, también pasa en el gimnasio y a la hora de adelgazar. Es el error número uno del novato y del usuario medio de gimnasio, las prisas nos hacen cometer muchos errores que se pagan caros. Como vimos al principio del libro, nos pueden llevar a perder la flexibilidad metabólica (salud). Desgraciadamente aún en estos tiempos, con toda la información que tenemos de calidad en internet, todavía sigue siendo normal ver cosas como:

- Querer definir y adelgazar en 2-3 días y quitarse toda la comida y el agua.

- Personas de 80-90 kg ingiriendo 1000 calorías diarias.

- Quitar el agua, el CH y la sal al completo.

- Usos excesivos de termogénicos, etc.

¿Cuánto tiempo necesito para adelgazar?

De 4 a 8 semanas

En cuatro u ocho semanas siento decirte que no vas a adelgazar de manera tan rápida, a no ser que tengas un porcentaje de grasa bajo y quieras utilizar este poco tiempo meramente para conseguir un mejor tono. En este tiempo relativamente corto, podremos hacer ciertos ajustes en la dieta y cambiar de manera no muy drástica nuestro porcentaje de grasa. Este tiempo suele ser óptimo para hacer una fase de recomposición corporal o el famoso "mini cut" que comentábamos al principio del libro.

Si mantienes un porcentaje de grasa alrededor del 12-13 % en chicos o 18-20 % en chicas durante todo el año y para un evento puntual quieres apretar tu condición, puedes utilizar estas fechas con un ligero déficit del 10-20 % sobre el total de tus calorías. Te recomiendo una bajada del 10-20 % sobre las calorías totales para tener un déficit óptimo, pero esto no tiene porqué ser lo mejor en todos los casos, esto valdrá para aquellas personas que principalmente tengan una capacidad metabólica elevada, es decir, una normocalórica de 3000-3500 calorías, ya que le permitirá hacer recortes hasta del 20 % sin pasar hambre, sin perder fuerza y sin estancar su bajada de peso en 6-8 meses si fuese necesario prolongarla. Las personas que tengan una capacidad metabólica más baja, 1500-2000 calorías, podrán hacer una bajada de peso sin ningún problema y sin estancarse durante estas 4-8 semanas, pero a ellos les llegará el estancamiento mucho más rápido, y las probabilidades de sufrir y abandonar la dieta son más grandes. En casos como estos donde nuestra normocalórica es muy baja, es necesario programar con antelación una estrategia previa a la fase de adelgazamiento e intentar aumentar nuestra normocalórica todo lo que podamos, es necesario hacer un *RESET* METABÓLICO.

Cuando hablamos de *reset* metabólico hablamos de elevar nuestra normocalórica en 500-1000 calorías al menos, sin aumentar mucho nuestro porcentaje de grasa, esto nos puede llevar aproximadamente 3-4 meses.
- Necesitas saber cuál es tu normocalórica (utiliza la fórmula que cité con anterioridad).

Si necesitas subir en un momento de la temporada o del año en concreto las calorías lo máximo posible (principalmente 3-4 meses antes de empezar una definición), lo que puedes hacer es ir subiendo 25-50 calorías diarias a tu normocalórica por semana. Imagina que tu normocalórica ahora mismo fuese de 2500 calorías y quieres empezar la definición en 3 meses, es decir, tienes 13-14 semanas para subir a 3000-3500 calorías sin cambiar mucho tu porcentaje de grasa, con esto lo que vamos a conseguir es ir acelerando nuestro metabolismo poco a poco, te propongo hacerlo de la siguiente manera:
- 1ª semana: 2525-2550 calorías diarias.
- 2ª semana: 2550-2600 calorías diarias.
- 3ª semana: 2600-2650 calorías diarias.
- 4ª semana: 2650-2700 calorías diarias.

De esta manera, llegarías a la semana número 13-14 con 500-1000 (en función de la cantidad de las calorías que hayas ido subiendo semanalmente) calorías por encima de tu antigua normocalórica y con subidas muy lentas y progresivas, de esta forma tu porcentaje de grasa no se vería muy afectado (incluso podría verse reducido en algunos casos). Cuanto más bajas sean las calorías de diferencia entre semanas y mayor sea el tiempo, menos lo notará tu cuerpo y tu porcentaje de grasa. Al final, la idea es siempre hacer las cosas poco a poco para que tu cuerpo no note cambios bruscos. Cuando subas estas calorías hazlo ciclando CH y grasas, la proteína te aconsejo mantenerla estable. Lo ideal siempre será definir en las calorías más altas posibles. Para ello, debes entrenar a tu cuerpo antes, como decíamos al principio del libro. Cuando nos obcecamos en adelgazar con las calorías bajas, lo único que conseguimos es ralentizar nuestro metabolismo.

Para encender una chimenea necesitamos ponerle leña, no quitársela.

De 12 a 20 semanas

Este tiempo será el óptimo, por norma general, para la mayoría del usuario medio de gimnasio, siempre que hagamos las cosas bien, para llegar a puntos del 9-11 % en chicos y 15-17 % en chicas, si partimos de rangos no muy altos. Habrá que atender al punto del que partimos, ya que si nuestro objetivo es conseguir un 10 % partiendo de un 15 % será mucho más fácil y viable que si partimos de un 20 % de grasa corporal (si soy chico).
¿Cuánta grasa puedo perder por semana?
Existe un límite teórico sobre la cantidad de grasa que se puede liberar de las reservas de grasa en un solo día, cuanto menor sea nuestro porcentaje graso, menor es la pérdida diaria de la misma. Si superamos este límite aumentamos la probabilidad de perder masa muscular independientemente de que nuestra ingesta de proteínas sea alta.
Lo curioso es que muy poca gente mantiene una fase de adelgazamiento durante 3-5 meses. ¿Por qué pasa esto? Porque nos enamoramos del resultado (adelgazar) pero no del proceso, la gente no disfruta del camino mientras adelgaza, el día a día, el pasito a pasito que sumas. Si solo te enamoras del resultado, jamás harás una fase de adelgazamiento saludable. Es inviable estar 3-5 meses siguiendo un protocolo que no nos gusta o disfrutamos.

De 20 a 32 semanas

Este es el tiempo que se necesitará para hacer una buena puesta a punto de manera natural si nuestro objetivo es subirnos a una tarima de competición de culturismo, o si queremos obtener una definición por debajo del 8 %.También son fechas óptimas para personas que tienen sobrepeso, aunque insisto, dependerá del punto y del nivel del que se parta, a paridad de esfuerzo no tardará lo mismo una persona que mida 180 cm y que pese 120 kg que una persona de 180 cm que pese 200 kg, en el segundo caso se necesitará mucho más tiempo y paciencia.

Es muy importante que te conciencies de una cosa, y es que el tiempo en la definición juega un papel importantísimo. Recuerda que el objetivo principal de una fase de adelgazamiento es conseguir llegar al punto que quieres, perdiendo toda la grasa que te propongas, pero manteniendo toda la masa muscular y fuerza posible, y en muchos casos, mejorar las prestaciones, y esto necesita tiempo.
Si quieres llegar a las vacaciones de verano para mostrar tu físico en la playa o conseguir un punto para una sesión de fotos, hazlo con tiempo, imagínate arruinar en un mes el proceso de volumen de todo un año, haber estado con volumen un año para ganar 4-5 kg de músculo y por tener prisa para definir para llegar a la playa, perder esa masa muscular en 1 mes, tanto esfuerzo desperdiciado...

Ganar músculo es un proceso energéticamente costoso para nuestro organismo, debido a que requiere la construcción de nuevos tejidos, y esto es algo que lleva tiempo. Piensa que construir una casa es más costoso que quemarla. Lo primero lleva tiempo, lo segundo es mucho más rápido. Imaginemos que alguien gana 5 kg de masa muscular en 365 días, son 410 gramos de músculo al mes, ¡¡eso son solo 14 gramos de músculo al día!!

Cuesta mucho generar masa muscular, y es muy fácil perderla. Para perder un kg de grasa es necesario un déficit de 7700 calorías, por lo que si tú tienes un déficit de 250 calorías diario en 1 mes, aproximadamente estarías perdiendo 1 kg de grasa. En este ejemplo, que no es nada excesivo, podríamos rendir al máximo en el gimnasio, ganar fuerza y ganar masa muscular en muchos casos, en cambio, si yo tuviese prisa y me metiese en un déficit de 500 calorías para conseguir perder 1 kg de grasa en 15 días, mi rendimiento en el gimnasio bajaría drásticamente y por ende mis niveles de fuerza y masa muscular, se me ralentizaría el metabolismo más rápido y me estancaría mucho antes.

Aquí un ejemplo de por qué cuanto más prolongada sea en el tiempo una fase de adelgazamiento mucho mejor:

- En los estudios sobre la velocidad del adelgazamiento, pérdidas semanales de 1kg, en lugar de 500 gramos, durante 4 semanas, han producido una reducción del 5 % de fuerza en press banca y del 30 % de testosterona. Los estudios afirman que pérdidas de peso semanales del 1,4 % del peso corporal en lugar del 0,7 %, durante 4-11 semanas, han producido una reducción del 21 % de grasa en los grupos rápidos y del 31 % en los grupos lentos. El grupo con pérdida de grasa más lenta (0,7 % del peso corporal) ha experimentado un aumento de masa magra del 2,1 % mientras los sujetos más delgados del grupo rápido han experimentado pequeñas pérdidas de masa magra.

Cuanto más definidos estemos, mayor es el riesgo de pérdida de masa muscular. A medida que se reduce el porcentaje de grasa, es recomendable seguir un enfoque más gradual.

¿Cómo rompemos el estancamiento?

Primera fase

Imaginemos a un sujeto que finalizó su etapa de volumen en 3500 calorías y drásticamente para adelgazar baja a 1500-2000 calorías diarias para empezar su fase de pérdida de grasa, ¡ERROR! Con más calma y menos prisas.

Hay muchas maneras de enfocar el inicio de una fase de adelgazamiento, a mí personalmente siempre me gusta empezar haciendo recortes del 10-15 % de las calorías sobre las que se termina la fase de volumen, ¿con qué intenciones?

En primer lugar, a la vez que se pierde grasa podemos conseguir aumentar la masa muscular (recomposición corporal), siempre que el enfoque en la alimentación y en el entrenamiento sea el adecuado. Hay entrenadores o atletas que prefieren bajar drásticamente a normocalórica y empezar desde ahí la fase de adelgazamiento, y no es que este enfoque sea erróneo, solo que es un enfoque diferente, ya que en este último caso se prefiere prolongar el volumen y recortar drásticamente las calorías para empezar el adelgazamiento.
A mí personalmente me gusta hacer las cosas con más calma, con más tiempo, para que el cuerpo no note apenas el cambio ni la bajada de calorías, disminuyendo al máximo las probabilidades de perder masa muscular y rendimiento en los entrenamientos. En esta primera fase de adelgazamiento se perderá peso con facilidad, durará entre 4-8 semanas.

Lo recomendable es bajar semanalmente un 0,5-1 % de tu peso, pero en los primeros días pueden fluctuar un poco más los valores si tenemos "más chicha que perder".

No manipules las calorías si estás bajando, tienes que intentar perder peso en las calorías más altas posibles para no sufrir con la dieta, bajar las calorías es sinónimo de comer menos y aumentar las posibilidades de pasar hambre, no bajes calorías por bajar. Cuando te toque bajar las calorías hazlo progresivamente, yo personalmente lo hago de 50 en 50 o de 100 en 100 como mucho, 50 calorías diarias son 350 calorías semanales, a partir de aquí veo cómo evoluciono y voy ajustando en función del resultado semanal. En este caso prefiero quedarme corto a pasarme, prueba a bajar de 50 en 50 o de 100 en 100 si eres chico y tienes una normocalórica alta (3000-3500), y a bajar de 25 en 25 o de 50 en 50 si eres chica o tienes la normocalórica baja. No se te ocurra tocar las calorías hasta que te estanques o dejes de bajar peso o mejorar tu condición física.

Para hacer las cosas bien, necesitas tiempo, no te propongas definir con el objetivo de bajar varios dígitos en el porcentaje de grasa en 4 u 8 semanas porque perderás mucha masa muscular y rendimiento en el gimnasio. Siempre que te propongas hacer una fase de adelgazamiento hazlo con varios meses de antelación.
Si el peso se pierde demasiado rápido existe un riesgo de pérdida de masa muscular, por lo que debes aumentar ligeramente tu ingesta de calorías.

Segunda fase

No es nada raro que algunas personas encuentren que el peso de la báscula repentinamente deja de moverse y permanece igual durante varias semanas. Esto se debe entre otras cosas a la retención de agua, pero la pérdida de grasa todavía está en marcha. Esto es causado por el aumento del cortisol, que se produce cuando estamos estresados. Encontrarse en un déficit calórico es un factor estresante, el entrenamiento también es un factor estresante, y si a esto le sumamos el estrés laboral, personal, etc., hará que constantemente tengamos unos niveles altos de cortisol que hacen que aumentemos la retención de agua, se dificulte la pérdida de grasa y en el peor de los casos favorezca la pérdida de masa muscular. Esta es la razón por la que es importante eliminar o reducir la mayor cantidad de factores estresantes de tu vida.

Sé consciente de que es la retención de agua la que enmascara la pérdida de grasa, ya que no existe ningún mecanismo fisiológico por el cual tu cuerpo deje de quemar grasa repentinamente si te encuentras en déficit calórico.

Una vez superada la primera fase, donde deberíamos haber bajado de peso sin problema, nuestro cuerpo empezará a estabilizar esa pérdida de peso, haciéndose cada vez más difícil perder grasa, ya que nuestro metabolismo empezará a ralentizarse poco a poco como mecanismo de defensa. Esta fase puede prolongarse durante 8-12 semanas, por lo que para seguir perdiendo grasa deberemos utilizar estrategias como el *refeed.*

REFEED´S

El *refeed* es una carga que hacemos de CH (almidón: arroz, pasta o patata). No es un *cheat meal* (comida trampa) como muchos creen, cuidado con las comidas trampa que nos pueden llevar a destruir todo el déficit que llevemos semanal sin darnos cuenta y a andarnos cuestionando por qué no adelgazamos, así que nada de pizzas, hamburguesas o alimentos que unan CH con grasa. El *refeed* lo podremos hacer de muchas maneras:

a) 1 o 2 veces a la semana, subiendo en un 50 % o 100 % los CH totales en la dieta, es decir, si yo estaba tomando 300 gramos de CH diarios, subir a 450 o 600 gramos un día de la semana, esto va a depender de varias cosas: si tiendes a ser una persona delgada genéticamente y con un metabolismo optimizado, puedes probar a hacer dos a la semana y con una subida del 100 %; y si tiendes a ganar peso con más facilidad, te recomiendo empezar solamente con un *refeed* a la semana y del 50 %. Mi consejo siempre será que vayas probando y vayas viendo qué es lo que mejor te funciona a ti y ajustar. Estos *refeed´s* relajarán a tu cuerpo, que está en modo de defensa por "peligro".

b) En vez de meter cargas más drásticas, puedes probar a meter pequeñas cargas más repartidas durante la semana, 3-4 comidas de CH almidón.

Sé que puede parecer difícil de creer el hecho de que el ingerir más CH pueda seguir ayudándonos al adelgazamiento, pero aparte de que te ayudará a salir del estancamiento, también:

- Minimizará la ralentización del metabolismo, al aumentar la leptina (hormona de la saciedad) y las tiroides.

- Reduce el efecto rebote cuando finalizas la fase de adelgazamiento.

- Reduce el cortisol (hormona aniquiladora de masa muscular) y aumenta la testosterona.

- Rellena los depósitos de glucógeno minimizando la pérdida de masa muscular y dándote más energía para rendir en el gimnasio, por eso deberás entrenar el día que incluyas *refeed´s* o al día siguiente, pues rendirás mejor.

- Recompensa a nivel psicológico.

- Mayor adherencia (sostenible en el tiempo) a la dieta, al poder saltártela de vez en cuando.

Tercera fase

El regulador de la política energética de nuestro cuerpo es el hipotálamo, y muchos estudios científicos constatan que él tiene su propia idea de cuál es nuestro peso ideal (que no suele coincidir con la tuya). Más que un peso ideal, lo que defiende es un rango de energía del que dispone (grasa), el denominado *set-point* o punto de ajuste. Alterando las calorías de entrada y salida podrás moverte sin mucho problema dentro de este estrecho rango, pero si intentas salirte mucho más, el hipotálamo se resistirá. Este complejo sistema de control del peso puede equipararse a un termostato. Si piensas en el termostato de tu casa, su objetivo es mantener la misma temperatura aunque cambien las condiciones externas. Si abres una ventana el termostato realiza los ajustes necesarios para mantener la temperatura. De la misma manera, si modificas la energía que le das o la que le exiges gastar al cuerpo, tu hipotálamo hace que se ajusten otros factores que influyen en tu peso.

El progreso se detiene a medida que tu cuerpo tiene menores necesidades energéticas debido a la reducción del metabolismo. Sin embargo, este es solo un mecanismo por el que tienes menor necesidad energética.

La fase de estancamiento para algunos y la fase de la gran depresión para muchos. Esta fase es la más crítica, en ella nuestro cuerpo se ha negado a seguir perdiendo grasa, ha entrado en hibernación, nuestro metabolismo se ha ralentizado y es muy probable que si no hacemos las cosas muy bien perdamos masa muscular. No es buena idea ni recomendable seguir bajando las calorías ni hacer incansables sesiones de cardio en ayunas.

Es una fase para mantener la calma, es una fase que solo la superarán aquellos que sean capaces de controlar sus impulsos y sentimientos, aquellos que sean capaces de ver que es una fase más del proceso para conseguir el objetivo.

Esta fase puede durar entre 4 y 8 semanas, por lo que algunas de las medidas que podemos tomar son las siguientes:

- Vuelta durante una semana o dos semanas a las calorías de mantenimiento. Cuando nuestro cuerpo se estanca es un mecanismo de defensa, una alarma, y volviendo a las calorías de mantenimiento lo que conseguiremos es relajar a nuestro cuerpo para poder continuar con la fase de adelgazamiento. En este proceso hay gente que volviendo a la normocalórica, es decir, subiéndolas, reanuda su pérdida de grasa, ya que su metabolismo vuelve a acelerarse y a activarse. Puede que tú en esta o estas semanas no pierdas peso, o puede que sí, pero seguidamente al bajar las calorías de nuevo reanudarás el adelgazamiento.

El estudio MATADOR

Este estudio, publicado en 2017, demuestra el poder de los descansos.

MATADOR = *Minimising Adaptive Thermogenesis And Deactivating Obesity Rebound.* El objetivo era utilizar descansos frecuentes para minimizar las adaptaciones metabólicas que frustran muchas dietas y generan el efecto rebote posterior.

Dividieron aleatoriamente a 51 sujetos obesos en dos grupos:
El primer grupo (CON) mantuvo un déficit calórico constante del 33 % durante 16 semanas seguidas.

El segundo grupo (INT) alternó de manera intermitente dos semanas del mismo déficit (33 %) con dos semanas de descanso, durante las cuales regresaban a sus calorías de mantenimiento. En este grupo, la duración de los bloques de restricción calórica fue también de 16 semanas, pero la intervención total duró más al incorporar descansos.
Fue un estudio muy bien controlado. Las calorías se recalculaban cada cuatro semanas para mantener el mismo déficit a medida que el peso se reducía. Además, los participantes recibían la comida en su casa, mejorando la adherencia y controlando mejor la ingesta calórica.

¿Cuál fue el resultado final? El grupo que incorporó descansos (INT) perdió un 50 % más de peso que el grupo con restricción constante (CON).

No solo eso. Seis meses después de terminar la intervención comprobaron que el grupo con déficit calórico constante había sufrido un rebote mucho mayor, recuperó el 70 % del peso perdido, mientras que el grupo que hizo descansos solo recuperó el 30 %.
El grupo que hizo descansos (INT) sufrió un efecto rebote mucho menor que el grupo con déficit constante (CON).

¿Por qué funcionan los descansos?
Los descansos son, en realidad, una versión extendida de las famosas recargas, y funcionan por los mismos mecanismos: fisiológicos y psicológicos.

Desde un punto de vista psicológico, los descansos evitan el sentimiento de travesía por el desierto. El viaje se hace más llevadero si sabes que en poco tiempo podrás hacer una parada en un oasis. No recargas únicamente energía, también fuerza de voluntad para afrontar el siguiente periodo de restricción.

Es más fácil cruzar el desierto si puedes hacer paradas programadas en algún oasis.

Eliminas además el típico sentimiento de culpabilidad. Saltarse la dieta no es ahora un signo de debilidad, sino parte del plan.

- Subir la ingesta de agua (más adelante hablaré sobre ello en profundidad).

- Descansar más y mejor, duerme un rato más, y si duermes ya 9-10 h prueba a utilizar estrategias para favorecer la calidad de tu descanso, como irte a la cama pronto, evitar luces azules antes de irte a dormir, utilizar meditación guiada o suplementarte con melatonina, todos estos consejos los aplico yo y son geniales. Me da mucha pena ver como en redes sociales y entre conversaciones de amigos se alardea de quién ha dormido menos y de quién ha sufrido más preparando una fase de adelgazamiento, como si más sufrimiento fuese mejor y más significativo. Son numerosas las personas que no adelgazan ni consiguen ganar masa muscular porque no consiguen descansar de manera adecuada, ya no se trata de dormir 8 o 9 horas sino de cómo descansas en esas horas, de cuan reparador es ese sueño, recuerda que la fase de sueño es el momento del día donde más grasa se quema, así que no la infravalores.

- Ciclar calorías y macronutrientes: Cuando hablamos de ciclar calorías o macros, hablamos de intercalar durante la semana la ingesta que estamos tomando de calorías, CH y grasas en función a los días de entreno y los días de descanso, es decir, si yo estoy ingiriendo 2500 calorías diarias (17500 semanales), una manera de ciclar sería, por ejemplo, ingerir los días de entreno (supongamos que entrenamos 3 días a la semana) 2700 calorías y los días de descanso para cumplir ese cómputo total de 17500 calorías semanales ingerir 2350 calorías (o puedes hacerlo al revés, tomar menos calorías los días de entreno y más los días de descanso).

Al final, si te fijas, lo que quiero que veas es que lo importante es el resultado semanal. Llegados a una fase de estancamiento no puedes andar mirando por días, porque si no, acabarás frustrado como a muchos les pasa. Recuerda, siempre objetivos y enfoques semanales llegados a este punto, no quieras correr cuando no se puede.

Obviamente, los ajustes de calorías nos obligarán a retocar los macros, en este caso CH y grasas, las proteínas te aconsejo que las mantengas de una manera lineal y estable.

Lo más óptimo y razonable es que los días que entrenes tomes más calorías, subas la ingesta de CH y bajes la toma de grasa por la demanda de glucógeno en el entrenamiento, y los días de descanso bajes los CH y subas las grasas, pero recuerda, el cómputo total de gramos de CH y grasas debe ser al final de la semana igual, es decir, si sin ciclar estábamos tomando 300 gramos de CH y 70 gramos de grasas (2100 gramos de CH semanales y 490 gramos de grasas), aunque tú cicles el resultado semanal debe ser igual en macros y calorías. También puedes hacerlo al revés, que los días de entreno tomes menos calorías y CH, y los días de descanso más calorías y más CH, esto dependerá de las preferencias cada uno, yo prefiero la primera opción. Los días que tomo más CH los utilizo principalmente antes de entrenar, después de entrenar o justo antes de ir a dormir. Antes de ir a entrenar porque te va a ayudar a rendir mejor en este y verte mucho mejor, después para recuperar el vacío de glucógeno que se ha producido en el entrenamiento y por la noche para dormir y descansar mejor.

Verano vs invierno

¿Te preguntaste alguna vez por qué en verano te ves mucho mejor físicamente que en invierno?

Esto es por la hormona ADIPONECTINA, que es la hormona "asesina de grasas".

Es una hormona que ayuda drásticamente a perder grasa, por eso siguiendo el mismo protocolo de dieta y alimentación en invierno que en verano, tu cuerpo se verá con menos grasa y los resultados serán totalmente diferentes.

Esta hormona, al igual que las demás hormonas que segrega nuestro cuerpo, tiene su ciclo circadiano, ¡por aquí en tierras españolas se segrega de abril a septiembre!, alcanzando los picos de segregación más altos en verano y los más bajos en invierno.
¿A qué debo atender entonces? Si vas a iniciar una fase de adelgazamiento, mi consejo es que sea durante la etapa donde se empiece a segregar adiponectina, un buen momento es al inicio de la primavera, ¡te será mucho más fácil adelgazar!

8. El estrés engorda

El déficit de sueño dificulta la pérdida de grasa por varias razones. En primer lugar, eleva las hormonas del apetito, aumentando nuestra ingesta sin darnos cuenta. Perjudica además la sensibilidad a la insulina, causando que las mismas calorías nos engorden más. Por si esto fuera poco, dormir mal reduce la testosterona y eleva el cortisol, interfiriendo con el entrenamiento y la ganancia o mantenimiento de la masa muscular.

Siempre que se habla de consecución de objetivos en el gimnasio, se le da mucha importancia a la alimentación y al entrenamiento, que por supuesto son pilares fundamentales, pero hay otro gran pilar olvidado, el descanso. Todos sabemos que es importante, pero ¿sabrías decirme cuán importante? Te explico por qué para mí es tan importante como la alimentación y el entrenamiento. Cuando tenemos algún tipo de estrés, el cuerpo produce la hormona cortisol, conocida como la hormona del estrés porque se produce siempre que hay una situación de estrés. El cuerpo la creó como mecanismo de defensa, pues la utilizamos cuando tenemos que huir o pelear.

Cuando esta hormona se segrega en nuestro cuerpo produce un exceso de glucosa en sangre, antiguamente estos picos de glucosa se vaciaban porque había un desgaste físico detrás, huyendo o peleando. El problema es que cuando la fuente del estrés no requiere un gasto de glucosa, al no ser consumidos por las células se convierten en grasa para almacenar (el estrés de hoy en día). Cuando ocurre una situación de estrés y el cortisol logra que se utilicen nuestras reservas de glucosa, automáticamente sentimos hambre. Recuerda lo que comentábamos en capítulos anteriores, mi cuerpo me pide siempre lo que le falta, en especial, los alimentos dulces o los que son fuente de glucosa, como los CH, pan, harina, chocolates, dulces… Por eso, una persona que se siente deprimida y en un contexto de restricción calórica tiende a atracar la nevera.

Sí, el estrés desequilibra tu fase de adelgazamiento y ralentiza el metabolismo. Podríamos decir que el estrés engorda.

El cortisol debilita nuestro sistema inmune, que es nuestro mecanismo de defensa interno. Las personas bajo estrés enferman con mucha facilidad y en un contexto de déficit calórico las probabilidades de enfermar aumentan.

La mejor manera de saber si el estrés nos está afectando demasiado es observar cómo dormimos y descansamos. Cuando hay demasiado cortisol en nuestra sangre se nos hace muy difícil conciliar el sueño, provoca que durmamos en un sueño poco profundo y nos levantemos sintiéndonos cansados por la mañana. ¿Quién puede dormir tranquilo cuando su cuerpo cree que está en peligro? Por eso, la pregunta que hago a mis clientes para saber si están teniendo demasiado cortisol generado por estrés es en referencia a su calidad de sueño. La contestación a esta pregunta me lo dice todo en relación al nivel de estrés de la persona.

Las personas que viven en condiciones de estrés de trabajo o de familia engordan con muchísima facilidad porque sus niveles de cortisol tienden a ser excesivamente altos. Por eso, cuando vayamos a iniciar nuestra fase de adelgazamiento debemos asegurarnos de que nuestro nivel de estrés en nuestro día a día sea bajo.

- Encuentra tu pasión, aquello que se te dé muy bien, y ofrece ese talento al servicio de los demás, monetiza tu talento, trabaja en aquello que a ti te guste, por supuesto que se puede.
- Rodéate de personas que sean mejores que tú, personas que te hagan sumar, tu familia y el entorno donde te criaste no lo pudiste elegir (que estoy seguro que es genial), pero a tus amigos, compañeros y pareja sí los puedes elegir, asegúrate de que te sumen y te animen en todo lo que quieras conseguir, conoce más y mejores personas.
- Desconecta de tanta información que no te ayuda, en este libro te expliqué cómo hacer una dieta hipocalórica, pero te animo a que de vez en cuando también hagas dietas hipoinformativas (menos información de la que no te interesa). Este libro fue escrito en una etapa de dieta hipoinformativa, donde no utilicé RRSS en 30 días.
- Jubílate de vez en cuando y vete de vacaciones a conocer mundo y a hacer cosas nuevas.

Este libro no está escrito para darte pautas sobre cómo enfocar tu vida, pero creo que es necesario recordar que si tienes altos niveles de estrés, es porque tu vida seguramente no esté yendo bien encaminada, no vengo a juzgar a nadie, solo que mi idea de todo lo que no sea vivir una vida con un sentido y feliz me parece una vida mediocre.

¡Haz de tu vida un *lifestyle* que merezca la pena vivir y dile adiós al estrés!

Un libro y un documental que te puedan ayudar con esto:

- El libro INVICTO de Marcos Vázquez de Fitness Revolucionario
- El documental THE SECRET

9. Importancia del agua

Uno de los factores que más ralentiza el metabolismo es la deshidratación, es decir, la falta de agua.

Se sabe que las personas estamos compuestas de un 65 % de agua, esto variará según la edad, a mayor edad menor composición de agua, y a menor edad mayor cantidad de esta. En la gente con sobrepeso o en los obesos, el porcentaje de agua puede llegar a ser del 40 %. Estar delgado y musculado es estar compuesto de mucha agua y poca grasa, y estar gordo es estar compuesto de poca agua y mucha grasa.

La plenitud del músculo y su aspecto rocoso se debe al agua y no a los CH como muchos creen, por lo que el agua debe estar presente en grandes cantidades y más cuando hablamos de una fase de adelgazamiento.
Un aporte insuficiente influye negativamente a la hora de perder grasa y ganar masa muscular, reduce la capacidad de producir fuerza. El agua actúa como lubricante durante las contracciones musculares, por lo que no tomar suficiente cantidad de agua, aumentará la probabilidad de sufrir contracturas, inflamaciones de tendones y ligamentos.

Cuando hablamos de beber más agua a la gente siempre se le viene a la cabeza la retención de líquidos, que justamente no indica que haya exceso de agua acumulada sino falta de esta o falta de capacidad de almacenarla correctamente en el cuerpo. Al final, debemos preparar y entrenar a nuestro cuerpo para que el agua se almacene de manera intracelular (en los músculos) y no de manera extracelular (retención de líquidos). Y eso se consigue subiendo gradualmente la ingesta de agua.

Los motivos de una retención de líquidos o la incapacidad para almacenar bien el agua pueden ser varios: no beber suficiente agua, excederse con los CH, desequilibrios con la sal, dietas bajas en grasas o altas en CH sostenidas a largo plazo, sobreentrenamiento, etc.

- Reduce el apetito, es interesante que en etapas de adelgazamiento antes y después de comer bebas agua.

- Aumento de la termogénesis y termorregulación.

- Reduce el catabolismo muscular.

- Ayuda al cuerpo a metabolizar la grasa.

Sin el aporte necesario de agua los riñones no funcionan correctamente, el hígado tendría que pasar a hacer una parte de sus funciones. Una de las funciones del hígado es la de metabolizar las grasas almacenadas para convertirlas en energía, pero si este está ocupado haciendo el trabajo de los riñones, no puede realizar plenamente sus funciones específicas. Por lo que el hígado metaboliza menos grasas y esta se acumula en el cuerpo, ralentizando y/o bloqueando la pérdida de peso.

Todavía no hay abundantes evidencias científicas, aunque hasta el momento se ha detectado un incremento de entre el 7 % y el 25 % del metabolismo en 60 minutos. Cuando bebemos agua, esta se encuentra a una temperatura inferior a la de nuestro cuerpo, por lo que necesita aumentar el metabolismo para calentarla. Lo mismo pasa cuando vamos a orinar, ya que la orina sale caliente y perdemos temperatura, por lo que de nuevo el metabolismo debe hacer una autorregulación subiendo su temperatura por haber perdido ese líquido caliente.

¿Cuánta agua?

Depende de la morfología, del metabolismo, de la masa muscular, de nuestro trabajo, estilo de vida, el clima de donde vivamos, la edad, de qué y cuánto comemos, de los suplementos que utilizamos... Por ejemplo, muchos creen que tomar creatina provoca retención de líquidos a nivel extracelular, la creatina capta agua, la creatina te dará problemas si empiezas a ingerirla y no incrementas la cantidad de agua, cuando empieces a tomar creatina debes aumentar la cantidad de agua para llevarla a nivel intracelular. Para algunos serán 3 litros, para otros 6, para otros 9 o 10 litros. Lo mejor es el sentido común, distribuyendo las tomas a lo largo de todo el día y aumentando muy progresivamente la ingesta hasta conseguir que todas las micciones (excluida la primera de la mañana) sean totalmente inodoras e incoloras.

TARGET:

80-100 ml x kg de masa magra (peso libre de grasa)
Mínimo: 1-2 ml x 1 kcal

No me gusta la idea de establecer el consumo de agua para las personas según el peso corporal, simplemente porque algunas personas sudan más que otras, sin mencionar las diferencias de climas y de niveles de actividad.

Con respecto a esto te dejo unas cuantas recomendaciones para que controles tu hidratación:

Ten 5 micciones claras al día.

Asegúrate de que la orina del mediodía sea clara.

Asegúrate de no estar deshidratado en el momento de tus entrenamientos o estos se verán afectados negativamente.

También debes entender que el alcohol (vino, cerveza, licor) y el café deshidratan tu cuerpo, lo acidifica, lo cual ralentiza el metabolismo.

Como si todo esto fuera poco, debes saber que el agua mejora la capacidad sexual tanto del hombre como de la mujer y en contextos de déficit esto ganará mucha importancia, porque el libido y el apetito sexual se reducirá.

10. Paciencia

Un cohete consume la mayor parte de la energía que tiene disponible en el despegue. En cualquier proyecto, el mayor empuje lo necesitamos siempre en el comienzo.

El universo está regido por diferentes leyes que funcionan permanentemente. Una de ellas es la ley de la creación, que afirma que todo lo material tiene origen en lo inmaterial. Es decir, que para conseguir cambios en lo material (el cambio físico) es necesario primero generar cambios en lo inmaterial (pensamientos y emociones). Bombardea tu cabeza con información relacionada con salud. De la misma manera que tu cuerpo solo puede estar creado por alimentos que hayas ingerido, tu cerebro solo puede crear realidad con el alimento que le facilites. Quiero que entiendas que necesitas darle más información a tu cabeza de aquello que necesitas aprender, la información eleva el nivel de consciencia, cuando un ser tiene información, su nivel de consciencia aumenta y evoluciona, esto solo es el principio, no pares, despierta y a correr (correr en el sentido de espabilar).

Ten paciencia por favor, los resultados y el cambio físico-mental que estás buscando no es cuestión de unas semanas o meses. Este deporte y estilo de vida es algo que debes inculcarte para siempre, esto no es una carrera de sprint, es una maratón sin meta, lo que de verdad merece la pena no es el resultado, es el camino y el proceso.

El error que cometen muchas personas es que se enamoran del resultado, pero no del camino, no cometas ese mismo error. Si pudiesen darte el físico que tanto deseas sin ningún esfuerzo no serías capaz de mantenerlo, lo perderías rápido porque no te convertiste en la persona que consiguió o supo mantener ese cuerpo y esa salud, perdería emoción, lo bonito es ver el progreso en paralelo con todas las facetas de tu vida, cómo aprendes más sobre nutrición, sobre cómo comer mejor, sobre cómo progresas con tu físico, con tu entrenamiento, con tu vida, con tus niveles de energía, en tu trabajo, con tus relaciones, con tu familia.

Para cambiar nuestros resultados primero hay que cambiar nuestras ideas y pensamientos. Un camino con impaciencia no merece la pena ser caminado.

Fallarás, errarás, te estancarás, irás para atrás y tendrás momentos de bajón donde te falte motivación, antes o después te vas a equivocar, y eso es bueno, porque si no te equivocas es que estás yendo muy despacio, ahí es donde las personas que marcan la diferencia continuarán, aquellas personas que pondrán el foco y su energía en buscar la solución y no se quedarán obcecados en el problema. Siempre que me preguntan que por qué vivo tan motivado y feliz, digo que es imposible no estarlo cuando hago todo lo que amo con todas mis fuerzas, es imposible no estar motivado y feliz así, hasta un tonto cuando todo marcha bien es capaz de estar feliz y motivado. Si con todo lo que tienes no eres feliz, con todo lo que te falta menos. Si haces las cosas que pocas personas están dispuestas a hacer tendrás una vida que muy pocas personas van a ser capaces de tener. Recuerda, al final el cambio es, hacer las cosas de otra manera, piensas las cosas de otra manera, sientes las cosas de otra manera y por tanto tu eres de otra manera. Escribir esto con mi canción favorita, COLDPLAY-VIVA LA VIDA, es la mejor manera de acabar este libro.

"PORQUE LOS GRANDES ÉXITOS EMPIEZAN CON UNA PEQUEÑA VICTORIA"

Las frases que nos llevan acompañando todos estos años, recuérdalas siempre, me las tatué hace tiempo en lo más profundo de mi corazón.

"Es imposible derrotar a alguien que no para de intentarlo"

"Un ganador es un perdedor que nunca se dio por vencido"

Solo necesitas hacer tres cosas para tener éxito en la vida:

1) Comprometerte (decisión)
2) Empezar (acción)
3) Fluir (disciplina)

Me despediría de ti, pero sé que esta solo ha sido la primera lectura de las tantas de este libro, muchas gracias de corazón por tu tiempo lector/a.

Me encantaría que me comentases qué te pareció mi libro publicando una opinión tuya, que me siguieses por mis redes sociales en Instagram, YouTube y WhatsApp donde sigo publicando mucha información a diario que te ayudará y te encantará.

Escríbeme a mi WhatsApp: +34633292453

Instagram: @fuerza_explosiva

YouTube: Fuerza Explosiva

Hasta pronto amig@.